Autofagia

Descubra los Secretos para la Pérdida de Peso, el Rejuvenecimiento y la Curación con el Ayuno Intermitente y Prolongado

Tabla de Contenido

Introducción

Felicitaciones por obtener *Autofagia: Descubra los Secretos para la Pérdida de Peso, el Rejuvenecimiento y la Curación con el Ayuno Intermitente y Prolongado.*

Los siguientes capítulos analizarán todo lo que necesita saber sobre el proceso de autofagia y cómo puede mejorar su vida. Si el proceso de autofagia no funciona de manera correcta, las células y proteínas desgastadas y dañadas comienzan a acumularse en el cuerpo.

Dichas partes alcanzan el desgaste normal en el cuerpo, pero deben reducirse para mantener su cuerpo sano. Si no se eliminan y, en su lugar, comienzan simplemente a acumularse, pueden causar inflamación, junto con otras afecciones de salud.

El proceso autofágico es necesario para garantizar que su cuerpo pueda eliminar los componentes dañados y muertos de las células de manera eficaz y oportuna. Cuando se permite que este proceso realice su función, puede ayudar a reducir la inflamación en el cuerpo, liberando espacio para nuevas células y prevenir enfermedades.

Una de las mejores maneras de inducir este proceso es ayunando. Ya sea que elija probar el ayuno intermitente y algunos de los ayunos a corto plazo que lo acompañan, o si lo prefiere puede hacer lo posible por intentar un ayuno prolongado, descubrirá que el ayuno puede ayudarle en el proceso autofágico y obtener los resultados que está buscando. Presentaremos cómo el ayuno puede funcionar con la autofagia y por qué es tan recomendable.

Para algunas personas, el ayuno puede no ser la mejor opción. Debido a ciertas condiciones médicas y de salud, es posible que prefieran no tomar riesgos. La buena noticia es que existen otros métodos que puede elegir, como el ayuno de proteína, la dieta cetogénica y el ejercicio, que le ayudarán a obtener los mismos resultados sin tener que pasar largos períodos de tiempo sin comer.

Esta guía detalla todos estos temas y más. Conoceremos sobre los beneficios de la autofagia, cómo realizar el ayuno para inducir la autofagia, los resultados que otros han podido obtener de este proceso e incluso algunos consejos que facilitan el inicio y el mantenimiento del ayuno prolongado. Hay mucho por aprender cuando se trata de la autofagia, y esta guía pretende ayudarle durante el proceso.

Cuando esté listo para mejorar su salud, reducir los riesgos de inflamación y otras enfermedades, combatir el cáncer e incluso perder peso, puede consultar esta guía y obtener más información sobre el proceso autofágico.

Existen muchos libros sobre este tema en el mercado, por lo que le agradecemos su preferencia al elegir esta publicación. Realizamos todos los esfuerzos posibles para garantizar que encontrará la mayor cantidad de información útil.

¡Esperamos que lo disfrute!

Capítulo 1: Qué y Por Qué – ¿Qué es Realmente la Autofagia y Por Qué las Personas Están Interesadas en Ella?

Incluso si su cuerpo está sano y no padece ninguna enfermedad o dolor, las células se dañan constantemente como parte de un proceso metabólico normal y saludable. Esto ocurre en nuestra vida diaria, y no representa ser un problema. A medida que envejecemos, confrontamos más estrés y se incrementa el daño de radicales libres en todo el cuerpo, por lo que las células comienzan a incrementar su nivel de daño.

Es entonces donde entra en acción el proceso de autofagia. Es el proceso natural en el cuerpo que ayuda a eliminar las células dañadas en su interior e incluye todas aquellas células que han envejecido y no tienen ningún propósito funcional, pero aún no han sido eliminadas de los órganos y tejidos. Si bien es natural que el cuerpo envejezca y tenga células dañadas, no es recomendable conservarlas. Su cuerpo debe eliminar estas células porque pueden desencadenar procesos inflamatorios que pueden contribuir a una amplia gama de enfermedades.

La palabra "autofagia" fue creada hace más de cuarenta años. Sus raíces vienen de las palabras griegas auto, que significa sí mismo, y fagia, que significa comer. Por lo tanto, básicamente, el cuerpo realiza el proceso de comerse a sí mismo. Esto puede no escucharse muy atractivo; sin embargo, es un proceso natural y completamente saludable que ocurre en todo el cuerpo. Lo anterior significa que el cuerpo se va a auto limpiar, eliminando todas las células gastadas y dañadas, liberando más espacio para las células sanas.

En los últimos años, los investigadores han tenido la oportunidad de observar el proceso de autofagia. Descubrieron que la autofagia puede ayudar a promover la longevidad y proporcionar una gran cantidad de beneficios para su metabolismo, corazón, sistema inmunológico y sistema nervioso. Aprendamos más acerca del proceso de autofagia y por qué es altamente recomendable implementarlo en la rutina diaria.

¿Qué es Autofagia?

Lo primero que debemos analizar es el proceso de autofagia. La definición de autofagia es el consumo de los tejidos del cuerpo como un proceso metabólico que se produce en la inanición y en ciertas enfermedades: lo anterior es solo una frase compleja que significa que el cuerpo utilizará sus propios procesos para comer y eliminar tejidos. Este proceso generalmente ocurre durante el ayuno y cuando ocurren ciertas enfermedades. Los investigadores piensan que este es un tipo de mecanismo de supervivencia o una forma en la que el cuerpo puede responder al estrés para mantenerse protegido.

Lo siguiente a considerar es si la autofagia es recomendable o no para su salud. Este proceso es altamente recomendable para su vida. Como se mencionó anteriormente, la autofagia es el proceso de "comerse a sí mismo", que puede parecer un poco extraño, pero es una forma completamente saludable y normal para que el cuerpo pase por el proceso de renovación celular. De hecho, la autofagia es tan beneficiosa, que se considera una de las claves más importantes para prevenir muchas enfermedades comunes, como la diabetes, el cáncer, enfermedades hepáticas, infecciones y enfermedades autoinmunes.

Uno de los primeros beneficios que notará con la autofagia es que puede ayudar a prevenir muchas de las causas relacionadas con el envejecimiento. La razón por la que tiene tanto éxito, es que ayuda a destruir y a reutilizar cualquier componente dañado que pueda existir en los espacios dentro de las células. Lo que esto significa es que la autofagia funciona utilizando los desechos que producen las células para crear tejidos nuevos que se utilizan para construir y reparar diferentes partes del cuerpo.

No existen estudios a largo plazo sobre la autofagia, pero algunos estudios recientes, demuestran que la autofagia es un proceso importante para limpiar el cuerpo y defenderse de algunos de los efectos negativos que impactan en nuestro cuerpo debido al estrés de la vida diaria. Sin embargo, la forma en que esto funciona es algo que aún no se comprende del todo, lo que podría dificultar la comprensión de por qué es un proceso tan necesario y beneficioso. Sin embargo, a medida que se realicen más investigaciones, podremos aprender sobre todo el proceso y adecuarlo a nuestras necesidades.

Cuando se trata del proceso autofágico, se requieren algunos requisitos diferentes. Primero, los lisosomas son la parte de las células que entrarán y destruirán grandes estructuras dañadas, como las mitocondrias de las células, y posteriormente removerán las partes dañadas de las células, usándolas en forma de energía. Cuando las células dañadas se utilizan como energía, pueden eliminarse del cuerpo como cualquier otro tipo de desecho.

Si no se produce este proceso, pueden surgir algunos problemas. Las células y tejidos dañados y obsoletos se adhieren alrededor del cuerpo, y nunca podrían limpiarse por sí mismas. Esto dificulta que las células y los tejidos que las forman se curen a sí mismas. Esto puede provocar inflamación y enfermedades crónicas, entre otras afecciones.

¿Cómo se Descubrió la Autofagia?

Keith R. Porter y su estudiante Thomas Ashford del Instituto Rockefeller fueron algunos de los primeros en observar el proceso autofágico. En enero de 1962, informaron que observaron un mayor número de lisosomas en las células del hígado de roedores después de agregar glucagón a la dieta, y que algunos de estos lisosomas desplazados fueron encontrados cerca del centro de las células y se aferraban a otros orgánulos celulares como mitocondrias.

A este proceso le llamaron autolisis. Sin embargo, Porter y Ashford estaban equivocados sobre su interpretación de la información. Asumieron que este proceso era parte de la formación de lisosoma. Sin embargo, los lisosomas no pueden ser orgánulos en las células ya que son parte del citoplasma, y las enzimas hidrolíticas son producidas por los microcuerpos.

Fue entonces en 1963 que Hruban, Spargo y sus compañeros, publicaron una descripción muy detallada de lo que llamaron "degradación citoplasmática focal". Este estudio hizo referencia a otro estudio que se realizó en Alemania en 1955, el cual analizó la retención provocada por lesiones. Dicho estudio reconoció que existen tres etapas de maduración del citoplasma retenido a los lisosomas y que este proceso no era algo que tuviera que limitarse a las lesiones. Esta fue la primera vez que los lisosomas de las células se establecieron como la zona y la fuente principal del proceso autofágico.

Sin embargo, no fue hasta la década de 1990 que comenzó una nueva era de investigación sobre la autofagia. Durante ese tiempo, hubo más de un grupo de investigadores que descubrieron genes relacionados con la autofagia con brotes de levadura, y todos los grupos pudieron lograrlo de manera independiente. Posteriormente, en 2003, se propuso una nomenclatura unificada para enumerar los genes de autofagia que habían sido descubiertos.

En 1999, se realizó un descubrimiento histórico que vinculó a la autofagia y el cáncer. Y, hasta la fecha, este sigue siendo un tema importante cuando se trata de investigar este proceso. Las funciones de la autofagia en la defensa inmunitaria y otros trastornos neurológicos también han sido tema de interés a lo largo de los años.

El tema de la autofagia ha tenido diversos cambios en el transcurso del tiempo. Si bien todavía existe mucha investigación por hacer, para conocer cómo puede beneficiar a las personas, ya existe interés en todo el mundo. La investigación que comenzó hace más de cuarenta años se está utilizando para conocer la manera en que puede ayudar la autofagia en un conjunto de diferentes enfermedades y afecciones del cuerpo, para poder trabajar con este proceso y descubrir cómo inducirlo para prevenir y mantenerse alejado de diversas enfermedades.

Beneficios de la Autofagia

El presente capítulo ha tratado un poco sobre la autofagia, pero existen muchos otros beneficios de este proceso. A continuación, veremos una lista de algunos de ellos. Algunas de las investigaciones realizadas sugieren que algunos de los beneficios que puede obtener con la autofagia incluyen:

- Proporciona energía a las células y los componentes básicos que necesitan a nivel molecular.
- Recicla todas las partes dañadas de las células, incluidos los orgánulos, las proteínas y todos sus componentes.
- Ayuda a las mitocondrias a regular sus funciones. Cuando esto sucede, la célula puede producir más energía y reduce el daño del estrés oxidativo.
- Desecha los peroxisomas y el retículo endoplásmico dañado.
- Protege el sistema nervioso. Así mismo, puede ayudar a estimular las células nerviosas del cerebro a crecer más. Debido a este y otros factores, la autofagia puede mejorar la función cognitiva, la neuroplasticidad y la estructura cerebral.

• Ayuda al crecimiento de las células del corazón y puede proteger contra muchas enfermedades de este órgano.

• Mejora el sistema inmunológico para mantenernos fuertes y sanos. Para ello, se desechan muchos patógenos del cuerpo.

• Defiende contra las proteínas mal plegadas y tóxicas que contribuyen a desarrollar diferentes enfermedades.

• Puede garantizar que la estabilidad de su ADN esté protegida. Cuando el ADN se daña, puede generar que los genes se comporten de manera anormal. Esto puede exponernos a distintas condiciones que pueden ser difíciles de tratar.

• Puede prevenir cualquier daño innecesario a los órganos y tejidos sanos del cuerpo para que puedan continuar con sus funciones.

• Puede ayudar potencialmente con una amplia variedad de afecciones, como combatir el cáncer y tratar enfermedades neurodegenerativas. Aún es necesario realizar más investigaciones para determinar la manera y si la autofagia puede ayudar a combatir el cáncer, pero, hasta ahora, la investigación parece prometedora, y esto podría ser exactamente lo que se necesita para ayudar a lidiar con esta enfermedad.

Existen diferentes tipos de autofagia que puede encontrar en diferentes estudios. La macroautofagia es la que se menciona en esta guía y es la más común. Este tipo de autofagia se conoce como un "proceso catabólico evolutivamente conservado que implica la formación de vesículas que envuelven las macromoléculas celulares y los orgánulos". Para simplificarlo, este tipo de autofagia es básicamente el que detectará las células dañadas y gastadas en el cuerpo, y posteriormente las desechará para que su cuerpo funcione correctamente.

Lo interesante es que los seres humanos no son las únicas especies que pueden beneficiarse del proceso de autofagia. También existen muchos otros organismos que hacen que este proceso suceda, incluyendo mamíferos, moscas, plantas, moho, gusanos y levaduras. La mayoría de las investigaciones que se han llevado a cabo sobre la autofagia se han realizado con roedores y levaduras, actualmente se están realizando más estudios para conocer cómo la autofagia afectará a las personas y todos los grandes beneficios para la salud que pueden surgir con este proceso.

¿Existe Alguna Relación Entre la Autofagia y la Apoptosis?

Primero, necesitamos entender qué es la apoptosis. La apoptosis es la muerte de las células que ocurre como un proceso normal y controlado del crecimiento o desarrollo del organismo. Los investigadores que analizan la autofagia consideran que este proceso es selectivo en relación a los residuos que eliminará el cuerpo. No hay pruebas claras de que la autofagia o la apoptosis controlen el otro proceso, pero algunos estudios indican que la autofagia es un mecanismo de muerte celular independiente de la apoptosis.

Una de las razones principales por las que existe interés en este tipo de relación es que muchos investigadores consideran que la autofagia puede ser un proceso que, cuando se usa correctamente, podría ayudar a tratar muchas enfermedades neurodegenerativas y el cáncer, gracias a la capacidad del proceso para modular la muerte celular. Es posible que la autofagia pueda actuar como un objetivo terapéutico, asegurando que se eliminen los materiales dañinos y protegiendo las células que se consideran saludables.

Si bien es necesario realizar más investigaciones para conocer qué tan acertado es el proceso y qué se puede hacer para hacerlo más efectivo, es posible que, en el futuro, podamos usar la autofagia para proteger todas las células sanas que no queremos desechar y destruir o eliminar todas las células dañadas o enfermas.

¿Cómo Inducir la Autofagia?

La tercera pregunta que debemos realizar en este punto es cómo inducir el proceso de autofagia. Sabemos que existen muchos beneficios, y en este momento, probablemente se esté preguntando qué debe hacer para inducirlo y obtener resultados sorprendentes.

La autofagia está activa en todas las células, pero se incrementa en respuesta al estrés o algún tipo de privación de nutrientes, como la inanición o el ayuno. Esto significa que puede elegir trabajar con factores estresantes saludables como el ejercicio o con una restricción calórica temporal, como el ayuno, para aumentar los procesos autofágicos. Ambas estrategias se han relacionado con excelentes beneficios, como la longevidad, el control del peso y la inhibición de muchas enfermedades asociadas con el envejecimiento.

Conozcamos algunos de los diferentes métodos que podemos utilizar para inducir la autofagia.

Practicar el ayuno

Cuando se trata de los hábitos de alimentación y estilo de vida que puede controlar, lo que puede hacer para activar la autofagia es practicar el ayuno. Incluso puede utilizar la estrategia dietética conocida como ayuno intermitente. El ayuno es un concepto muy simple. Aumentará su ventana de ayuno mientras disminuye su ventana de alimentación. Puede consumir líquidos, siempre y cuando no contengan calorías, para mantener su cuerpo hidratado y ayudarle a sobrellevar el ayuno.

Si no conoce el concepto del ayuno intermitente, lo analizaremos más adelante con mayor detalle. Sin embargo, el ayuno intermitente es un ayuno cíclico que implica comer con restricción de tiempo. Existen diferentes tipos de ayuno intermitente, todos efectivos; por lo que puede decidir el método que mejor se adapte a sus necesidades.

Entonces, es posible que se pregunte cuánto tiempo necesite ayunar para lograr la autofagia. Los estudios sugieren que debe ayunar entre uno o dos días para obtener los mayores beneficios. Sin embargo, esto implica un lapso de tiempo mayor y no siempre es lo más sencillo para algunas personas. Lo más recomendable, es realizar al menos un ayuno de 16 horas al comienzo y decidir si puede aumentar el lapso a partir de ese punto. Este tipo de ayuno puede también ayudar a promover la autofagia en todo el cuerpo.

Una manera fácil de realizar uno de estos ayunos es consumir solo una o dos comidas al día, en lugar de tres comidas y varios bocadillos. Si la hora de su cena termina a las siete de la noche, intente no comer nada hasta las once de la mañana o al mediodía del día siguiente, y omita el desayuno en el proceso. Lo anterior le permite entrar en un ayuno que promueva la autofagia, sin sentirse limitado en el transcurso.

Así mismo, puede optar por realizar un ayuno ocasional de dos o tres días por semana para que su cuerpo comience a adaptarse al ayuno. Si considera que el ayuno en días alternos funciona para usted, necesita restringir la cantidad de calorías durante los días de ayuno a cualquiera de las dos opciones o hacer una variación que permita 500 calorías. Luego, en los días en que no esté ayunando, asegúrese de seguir una dieta saludable y nutritiva para ayudar a inducir aún más la autofagia.

El ayuno de todo tipo puede ayudarle a obtener resultados al inducir la autofagia. Puede optar por practicar un ayuno líquido prolongado, con duración entre siete y diez días, donde únicamente deberá beber agua y evitar cualquier tipo de alimento. A veces, esto puede parecer complicado, y la mayoría de las personas optan por practicar el ayuno intermitente, que generalmente dura menos de 36 horas en total. Sin embargo, puede elegir el tipo de ayuno que más le agrade y posteriormente acoplarlo a su horario para implementar el proceso autofágico en su vida.

Considerar la dieta cetogénica

Otro método que puede utilizar para ayudar a promover el proceso de autofagia en su cuerpo, es considerar la posibilidad de seguir la dieta cetogénica. La dieta cetogénica es una dieta muy baja en carbohidratos y muy alta en grasas, proporciona algunos de los mismos resultados que el ayuno en el cuerpo, sin períodos prolongados de restricción de alimentación. La dieta ceto implica obtener alrededor del 75% de sus calorías diarias de grasas, y no más del 5% de los carbohidratos. El resto puede provenir de cantidades moderadas de proteína.

La razón por la que puede elegir este tipo de dieta es porque modifica el metabolismo en el cuerpo, lo que le obliga a dejar de usar la glucosa (que ya casi no está disponible ahora que está limitando su consumo), y hace que el cuerpo dependa de grasas saludables como energía. Esto puede ayudarle a acelerar el metabolismo, quemar grasa y eliminar el peso extra que se encuentra en su cuerpo y, por lo tanto, hacer que se sienta mejor.

¿Cuáles son algunos de los alimentos más beneficiosos que puede consumir cuando se pretende seguir la dieta cetogénica? Usted deberá seleccionar alimentos que sean enteros y altos en grasa, como nueces y semillas, aguacate, quesos fermentados, carne de res alimentada con pasto, manteca, mantequilla, huevos, aceite de oliva y carne con mayor contenido de grasa. Se pueden incluir verduras, especialmente las que contienen un alto contenido de fibra, siempre que el consumo de carbohidratos se mantenga lo más bajo posible.

En respuesta a la limitación de los carbohidratos, se formarán los cuerpos cetónicos, los cuales protegerán a diversos órganos y tejidos. Algunos estudios sugieren que este proceso de cetosis también causa la autofagia inducida por inanición, que puede ayudar al cuerpo de diferentes maneras.

Por ejemplo, en un estudio realizado en animales, algunos roedores fueron expuestos a la dieta cetogénica. En este estudio, la dieta ceto logró iniciar las vías autofágicas que redujeron una lesión cerebral, durante y después de las convulsiones. Sin duda, este es un área que requiere más tiempo e investigación en el futuro, pero puede demostrar cuán beneficiosa puede ser la dieta cetogénica cuando se desea inducir el proceso de autofagia en el cuerpo.

Ejercicio

Otro de los factores estresantes saludables que debe considerar al iniciar el proceso autofágico es el ejercicio. Investigaciones recientes demuestran cómo el ejercicio puede ayudar a inducir este proceso en varios órganos, especialmente los que están más involucrados en la regulación del metabolismo, como el tejido adiposo, el páncreas, el hígado y los músculos.

Si bien muchos beneficios vienen con el ejercicio, puede considerarse una forma de estrés, porque descompone tejidos en todo el cuerpo. Dichos tejidos deben repararse para que puedan volver a desarrollarse, más fuertes que antes. En la actualidad, los estudios no han demostrado cuánto ejercicio se necesita para iniciar o incrementar la autofagia. Sin embargo, se sugiere que realizar una rutina de ejercicio intenso puede ser lo más beneficioso para ayudarle a obtener resultados.

Al hablar del tejido muscular cardíaco y esquelético, puede bastar con solo 30 minutos de ejercicio para inducir la autofagia. Además, puede hacer ejercicio en el periodo de ayuno, lo que le ayudará a obtener mejores resultados durante el proceso.

Precauciones a Considerar de la Autofagia y el Ayuno

Existe mucho por descubrir sobre la autofagia y la mejor manera de inducirla o incluso incrementarla. Comenzar a inducir la autofagia al incorporar el ayuno y ejercicio regular en su rutina es a menudo un buen paso para comenzar. Ambos elementos, especialmente cuando se combinan, pueden proporcionar al cuerpo muchos beneficios, además de la autofagia.

Sin embargo, si está tomando ciertos medicamentos con la intención de ayudar a controlar diferentes afecciones de salud, es recomendable hablar con su médico antes de decidir comenzar un régimen de ayuno. Las personas que padecen diabetes o hipoglucemia y las mujeres embarazadas o que están amamantando, no deben ayunar. Cualquier persona que esté siendo atendida por una enfermedad, como el cáncer, debe asegurarse de consultar con su médico antes de iniciar el proceso.

Existen grandes beneficios para su salud al inducir el proceso de autofagia. Este es un proceso simple, que realmente puede marcar una diferencia en su salud y puede evitar diversas enfermedades comunes que parecen incrementarse a medida que envejecemos. Encontrar formas de inducir o potenciar este proceso, como ayunar, intentar dietas como la cetogénica o hacer ejercicio, puede ayudar a que el cuerpo se purifique y se sienta mejor.

Capítulo 2: ¿Cómo Funciona? – La Ciencia Detrás de lo que le Ocurrirá a su Cuerpo al Ayunar

Como se mencionó en el capítulo anterior, el ayuno puede ser una de las principales formas en que puede inducir el proceso autofágico, y también puede ser una excelente manera de potenciarlo. El ayuno permite al cuerpo entrar en un modo de inanición por un periodo determinado de tiempo, lo que indica al cuerpo que es hora de deshacerse de todas las partes dañadas y gastadas, para usarlas como energía en lugar de los alimentos que consumimos.

La siguiente pregunta es, ¿qué es lo que realmente le sucede a nuestro cuerpo cuando ayunamos? ¿Por qué es tan común el proceso de autofagia y funciona de manera tan eficiente para purificar el cuerpo, con solo restringir la alimentación? Analicemos algunas de las cosas que le sucederán a su cuerpo cuando decida incluir el ayuno en su vida, y por qué es tan eficaz para ayudarle a iniciar el proceso de autofagia.

Aproximadamente cuatro o cinco horas después de que haya terminado de comer, notará que los niveles de insulina en su cuerpo comenzarán a disminuir. Cuando estos niveles disminuyen, se presentan una serie de cambios hormonales, porque comenzamos a entrar en el estado de ayuno. El primer paso es que su cuerpo utilizará cualquier reserva de glucosa o glucógeno de fácil acceso para mantenerse en funcionamiento y brindarnos energía. Después de aproximadamente diez o doce horas, esas reservas se agotarán, y el cuerpo comenzará a buscar otra fuente de energía para mantenerse activo. A partir de ese momento, el cuerpo comenzará a depender de la grasa almacenada para mantenerse en marcha y lleno de energía.

El cambio de la glucosa a la grasa como la principal fuente de energía en el cuerpo es la clave para muchos de los beneficios para la salud que se obtienen con el ayuno. Deben transcurrir aproximadamente doce horas después de su última comida, antes de que el cuerpo pueda usar todas las reservas de glucosa que tiene, y antes de que comience a usar la grasa para obtener energía. Esta es la razón por la que debe considerar practicar un ayuno de 24 horas o más. Esto asegura que obtendrá al menos 12 horas de quema de grasa en el proceso. Por supuesto, la cantidad de energía que obtendrá del exceso de grasa corporal almacenada, puede variar en cada persona, y algunos de los factores de los que dependerá incluyen:

- Si su cuerpo es metabólicamente flexible o está adaptado a la grasa: esto significa si su cuerpo es apto para llevar a cabo la quema de grasa o no.

- La cantidad de glucógeno almacenada en el cuerpo: a menudo, esto dependerá de la cantidad de carbohidratos que haya ingerido en sus comidas y de la cantidad de glucógeno que los músculos y el hígado puedan contener.

- La velocidad para agotar las reservas de glucógeno: esto dependerá de lo activo que se mantenga durante los períodos de ayuno.

- Una vez que los niveles de insulina en todo el cuerpo hayan tenido el tiempo suficiente para disminuir de manera eficiente para que la grasa comience a liberarse de sus almacenes, entonces su cuerpo comenzará a quemar grasa en lugar de glucosa, y puede obtener algunos de los beneficios del proceso.

¿Cuáles Cambios Ocurrirán en mi Cuerpo al Ayunar?

Ahora que hemos analizado los beneficios del ayuno, y lo importante que es para el cuerpo comenzar a utilizar la grasa corporal almacenada para obtener más energía, es momento de conocer algunas de las formas en que nuestro cuerpo cambiará cuando ayunemos de manera regular. Se sorprenderá de algunos de los cambios que pueden ocurrir a medida que el ayuno progresa. Algunos de los cambios más favorables incluyen:

- Los niveles de glucosa en la sangre disminuyen, lo que significa que los niveles de insulina también disminuirán. Las células detectan una disminución en estos niveles, y esto les obliga a detenerse en su fase de crecimiento para entrar en la fase de reparación.
- Evitará que los niveles de glucosa en la sangre disminuyan demasiado rápido con la ayuda del hígado. Cuando los niveles de glucosa en la sangre comiencen a bajar, el hígado trabajará para aumentar su propia producción de glucosa.
- A medida que los niveles de insulina continúen disminuyendo, las células desarrollarán una mayor sensibilidad a los efectos de la insulina. Esto significa que, con el tiempo, y con el método de ayuno correcto, es posible que pueda ver una disminución en su resistencia a la insulina y una mejora en los resultados de sus pruebas de tolerancia a la glucosa.
- Además, las disminuciones en los niveles de glucosa e insulina en la sangre serán aún mayores en aquellas personas que padecen diabetes.
- La secreción de glucagón fomentará la quema de grasa con el ayuno.

• Los cambios más significativos en los niveles de insulina y la quema de grasa a menudo ocurren entre las 18 y las 24 horas de ayuno. Esta es la razón por la que el ayuno más prolongado a veces puede ser una mejor opción, ya que los beneficios se multiplicarán.

• A medida que avanza el tiempo de ayuno, el hígado comenzará a producir cetonas a partir de la grasa corporal almacenada para proporcionarnos energía. Conforme el nivel de cetonas comienza a elevarse en la sangre, el cerebro puede absorber estas cetonas con su energía.

• Los niveles de leptina comenzarán a disminuir, alcanzando su mayor descenso después de 36 horas. Esto puede significar que pueda sentirse más hambriento durante el primer día del ayuno o un poco más, y posteriormente puede disminuir.

• Otro factor a tener en cuenta es que la actividad hormonal de la tiroides aumentará al inicio. Tras 24 a 36 horas, comenzará a disminuir. Esto irá acompañado de un aumento inicial en la tasa del metabolismo, y posteriormente habrá una disminución gradual.

• Los niveles de colesterol total y HDL o lipoproteína de alta densidad aumentarán durante el ayuno. Esto se debe a que la grasa se transportará alrededor del cuerpo como energía.

• La producción de la hormona del crecimiento aumentará durante este lapso, lo cual es una buena manera de estimular la quema de grasa y al mismo tiempo proteger los músculos, por lo que no se dañarán debido a la glucosa.

• Los niveles de factor de crecimiento similares a la insulina también comenzarán a disminuir.

• Algunos cambios en el cerebro producirán sustancias químicas que mejoran el crecimiento de los nervios y pueden generar una sensación de bienestar.

Estos son algunos de los cambios que puede notar en su cuerpo al ayunar. Los ayunos más prolongados tienen más probabilidades de obtener estos beneficios en mayor cantidad, porque el cuerpo tendrá más tiempo para conseguirlos. Sin embargo, algunos cambios no sucederán tan rápido o necesariamente en la medida de aquellos que son metabólicamente inflexibles o aquellos que padecen obesidad en comparación con aquellos que tienen más tolerancia y están más adaptados al ayuno. Algunas personas pueden necesitar algunos ayunos antes de que estos cambios sean instigados en su vida.

Conforme su cuerpo se adapte al ayuno, se beneficiará de todos los cambios que vienen con él. A continuación, analizaremos más sobre ello, donde aprenderá que el ayuno puede ayudar a: reducir la grasa en el cuerpo, reducir los problemas que pueden surgir con la resistencia a la insulina, lo que a su vez disminuye el riesgo de enfermedad cardíaca y diabetes, así como reducir la inflamación y los trastornos que vienen con ello, e incluso la inhibición del crecimiento celular, especialmente en células que podrían ser cancerosas.

Beneficios del Ayuno para la Salud

Cuando se trata de ayunar, una gran cantidad de beneficios pueden obtenerse al practicarlo. Algunas personas no aprovechan del todo los beneficios que se obtienen con solamente un ayuno breve, y tampoco la cantidad de beneficios que pueden obtener si deciden continuar por más tiempo. Conozcamos algunos de sus beneficios para la salud, y por qué el ayuno puede ser una de las mejores formas de ver los cambios que ocurren en su cuerpo.

Cambios en el funcionamiento de las hormonas y células

Al restringir el tiempo de alimentación, existen diferentes cambios que pueden sucederle a su cuerpo. Para empezar, el cuerpo puede iniciar importantes procesos de reparación celular (es decir, el proceso de autofagia) y puede aumentar los niveles hormonales para garantizar que sea más sencillo eliminar la grasa corporal almacenada. Entre los cambios que se presentarán en su cuerpo al ayunar y que se relacionan con este tema, incluyen:

- Expresión génica: cambios en moléculas y genes, especialmente los que son responsables de proteger contra enfermedades y ayudar a vivir más tiempo.

- Reparación celular: el cuerpo inducirá diferentes procesos de reparación a nivel celular. Esto puede incluir la eliminación de cualquier material que se considere desecho de las células.

- Niveles de crecimiento: los niveles de hormona de crecimiento que se encuentran en la sangre podrían aumentar hasta cinco veces más. Los niveles más altos de la hormona del crecimiento ayudan a ganar músculo y a quemar grasa, además de brindarle muchos otros beneficios.

- Niveles de insulina: descubrirá que, de manera rápida, los niveles de insulina en la sangre pueden disminuir de manera considerable, lo que facilitará la quema de grasa.

Pérdida de Peso

Uno de los beneficios de la autofagia, así como del ayuno, es la pérdida de peso. A menos que compense comiendo la cantidad de tiempo que restringió en su alimentación, es posible que pierda algo de peso. Existen diversas razones para esto. Por ejemplo, tener niveles más bajos de insulina y niveles más altos de la hormona de crecimiento, puede ayudarle a descomponer la grasa en el cuerpo más fácilmente, y usarla como energía. Debido a ello, el ayuno a corto plazo puede acelerar su metabolismo hasta en un 14%, haciendo que sea más fácil quemar una mayor cantidad de calorías.

El ayuno puede funcionar en ambos lados de esta ecuación calórica. Descubrirá que aumentará su tasa metabólica, lo que significa que aumenta la cantidad de calorías utilizadas. El ayuno puede ayudar al reducir la cantidad de alimentos que consume durante sus comidas, lo que puede reducir la cantidad de calorías que ingiere.

Reducir la inflamación y el estrés oxidativo en el cuerpo

Como muestran muchos estudios, el estrés oxidativo es en realidad uno de los factores principales que causan enfermedades crónicas y envejecimiento. Lo que sucede con esto es que las moléculas inestables, que reciben el nombre de radicales libres, entran en el cuerpo. Los radicales libres reaccionan con algunas otras moléculas importantes, como el ADN y las proteínas, causándoles daño.

Existen numerosos estudios que muestran cómo el ayuno intermitente puede ayudar al cuerpo a ser más resistente al estrés oxidativo. Además de esto, el ayuno puede ayudar a combatir la inflamación, que es otro problema para muchas enfermedades comunes asociadas con el envejecimiento y una mala alimentación.

Conservar la salud del corazón

Las enfermedades cardíacas son consideradas una de las principales causas de muerte en todo el mundo. Y debido a que existen muchos factores de riesgo que pueden causar enfermedades del corazón, no es de extrañar que debamos estar siempre atentos para asegurarnos de que nuestros corazones permanezcan fuertes y sanos.

Sabemos que existen diferentes factores de riesgo o indicadores de salud que se asocian con un aumento o una disminución del riesgo de desarrollar una enfermedad cardíaca. El ayuno ayuda a disminuir varios de los factores de riesgo. Algunas de las formas en que el ayuno puede ayudar es reduciendo la presión arterial y ayudando a disminuir los niveles de azúcar en la sangre, los triglicéridos, el colesterol LDL y los indicadores inflamatorios.

Lo anterior requiere mayor investigación. Mucha de la información sobre lo efectivo que puede ser el ayuno en nuestra salud cardíaca se basa en estudios en animales. Sin embargo, es lógico pensar que, si se apega a los protocolos de su método de ayuno, acelerará el metabolismo y quemará el exceso de grasa corporal, que se considera uno de los mayores factores de riesgo para las enfermedades cardíacas. Además, si añade una dieta saludable en su alimentación, notará una gran diferencia en su salud.

Ayuda en el proceso de reparación de las células

Al ayunar, las células del cuerpo iniciarán el proceso autofágico para eliminar todos sus desechos. Esto implicará que las células se descompongan y posteriormente se metabolicen, lo cual garantiza que todas las partes desgastadas y dañadas de las células se descompongan y después se eliminen del cuerpo para conservarlo más saludable. El aumento de la autofagia que ocurre en el cuerpo puede proteger contra muchos tipos de enfermedades, como el cáncer y el Alzheimer.

Cambios en la salud mental

Cualquier cambio que proporcione beneficios al cuerpo también proporcionará beneficios al cerebro. El ayuno mejora las funciones del metabolismo que también son importantes para la salud del cerebro. Esto podría incluir una reducción en el estrés oxidativo, en la cantidad de inflamación en el cuerpo e incluso en la resistencia a la insulina y los niveles de azúcar en la sangre.

Se han realizado diferentes estudios que demuestran cómo el ayuno intermitente puede aumentar el crecimiento de nuevas células nerviosas, lo que brindará una gran cantidad de beneficios para el buen funcionamiento del cerebro. Así mismo, aumentará el número de BDNF (factor neurotrófico derivado del cerebro). Cuando existe una deficiencia de dicho factor, podría ser causa de depresión y otros problemas mentales.

Ayudar a elevar la longevidad e incrementar la esperanza de vida

Uno de los mejores beneficios del ayuno es que puede ayudarlo a prolongar su longevidad si lo practica correctamente. Se han realizado diversos estudios que muestran cómo el ayuno en todas sus formas puede extender su vida de manera similar a lo que se ha visto con la restricción continua de calorías. Además, algunos de estos estudios mostraron que los efectos del ayuno fueron sorprendentes. De hecho, uno de estos estudios mostró que los roedores que ayunaban todos los días, podían vivir hasta un 83% más en comparación con los que no ayunaban en absoluto.

Si bien es necesario realizar más estudios acerca de esto, (es difícil medir la longevidad en los seres humanos debido a la variación en la esperanza de vida), el ayuno es definitivamente algo que se ha hecho popular entre los que favorecen el antienvejecimiento. Y dado el hecho de que existen muchos beneficios metabólicos del ayuno y de otros indicadores de salud, tiene sentido que el ayuno sea la herramienta adecuada para ayudarle a vivir una vida más saludable y prolongada.

El ayuno puede ayudar al cuerpo a eliminar gran parte de los desechos de su interior. Por lo tanto, puede ayudarnos a sentirnos más jóvenes y prevenir el envejecimiento, e incluso ayudar con la pérdida de peso, el funcionamiento del cerebro y mucho más. Cuando se trata de implementar el proceso de autofagia, algo que es una parte muy importante, el ayuno es uno de los mejores métodos para obtener resultados.

Consideraciones Especiales para Mujeres que Desean Ayunar

Ahora que hemos introducido el concepto del ayuno, es momento de explicar específicamente cómo puede funcionar el ayuno para las mujeres. Es importante que las mujeres entiendan que necesitan enfrentarse al ayuno de manera un poco diferente a los hombres. Algunas mujeres pueden usar cualquiera de los métodos de ayuno que enumeramos aquí sin ningún problema. Sin embargo, otras mujeres pueden descubrir que el ayuno es demasiado extremo, o necesitan practicarlo lentamente para verificar cómo reaccionan sus cuerpos, antes de practicarlo inmediatamente.

La mayoría de las mujeres experimentan algunos problemas al ayunar. Es posible que puedan notar que su metabolismo se hace más lento, problemas con su sistema reproductivo, disminución del período e incluso menopausia temprana. Por ello, es importante que las mujeres tomen algunas precauciones adicionales al implementar cualquier tipo de ayuno en su vida.

Para simplificarlo, algunos de los ayunos a largo plazo, pueden causar un desequilibrio hormonal en algunas mujeres, especialmente si no toman precauciones y no siguen el ayuno de manera adecuada. Las mujeres y sus hormonas parecen ser extremadamente sensibles, al menos más que los hombres, a cualquier señal de inanición en su cuerpo. Si el cuerpo se siente hambriento, comenzará a aumentar su propia producción de grelina y leptina, que son las hormonas del hambre.

Entonces, cuando las mujeres ayunan y comienzan a sentirse excesivamente hambrientas después de comer poco, están experimentando este proceso. Sus hormonas están aumentando, y esto provoca que tengan hambre: este es básicamente el cuerpo femenino que intenta proteger a un feto potencial, incluso si no está embarazada o no tiene planes de quedar embarazada en un futuro próximo.

Al continuar con el ayuno e intentar ignorar estas señales de hambre, en realidad solo las empeora. En ocasiones podemos fallar y arrepentirnos después, con la esperanza de que finalmente podamos hacerlo bien. Este ciclo es el que provoca que las hormonas se descontrolen y, si no se tiene precaución, puede provocar el cese de la ovulación en algunas mujeres.

En algunos estudios que se han realizado en animales, tras dos semanas de ayuno intermitente, los roedores hembra dejaron de tener sus ciclos menstruales y se produjo una contracción en los ovarios. Además, estas ratas hembras experimentaron un nivel de insomnio mayor en comparación con sus homólogos masculinos. Los machos tuvieron una menor producción de testosterona durante el ayuno, pero no experimentaron efectos tan drásticos como las hembras.

En este momento, no existen estudios que se hayan realizado para analizar las diferencias entre cómo afecta el ayuno a las mujeres y a los hombres, pero en los estudios en animales se observó que ayunar durante un periodo prolongado podría alterar el equilibrio hormonal en algunas hembras. Esto podría causar problemas como disminución de la fertilidad y puede generar otro tipo de trastornos de la alimentación, como comer de forma compulsiva, bulimia y anorexia.

Si el ayuno no se realiza de la manera correcta, puede ser complicado para el cuerpo asimilarlo, especialmente si no está familiarizado con ello, o si se inicia el proceso sin la preparación adecuada. Por lo tanto, si usted es una mujer y es la primera vez que realiza un ayuno, puede encontrarse con que realizar un método distinto, o un ayuno intermitente, funcionará mejor para usted. Esto ayuda al cuerpo a introducirse con facilidad en el régimen de ayuno, lo que puede ayudar en el proceso sin sentir hambre.

Con el ayuno intermitente, solo necesita ayunar algunos días a la semana, en lugar de tratar de hacerlo todos los días. Esta es una excelente manera de obtener sus beneficios sin alterar sus hormonas. Si puede practicar este tipo de ayuno sin ningún problema, puede aumentar la cantidad de tiempo, o la cantidad de días de ayuno. Este método es más sencillo y ayuda al cuerpo a adaptarse mejor al ayuno sin complicaciones.

No todas las mujeres necesitarán empezar con un ayuno intermitente, pero definitivamente puede ser una buena opción. De esta manera, hará que su cuerpo se adapte más fácilmente al régimen de ayuno sin complicaciones.

Las pautas del ayuno intermitente son simples de seguir, ya que los períodos de ayuno no son prolongados y puede disfrutar de algunos de sus beneficios. Algunas de las pautas que debe seguir en este tipo de método incluyen:

1. Elija dos o tres días no consecutivos para ayunar. Por ejemplo, puede elegir martes, jueves y sábado si desea realizarlo por tres días.

2. En los días de ayuno, puede realizar un poco de ejercicio, asegurándose de que sea algo simple y no demasiado extenuante. Por ejemplo, una caminata tranquila o yoga.

3. Para este tipo de ayuno, no es necesario prolongarlo durante mucho tiempo. De 12 a 16 horas suele ser suficiente para obtener los resultados deseados y para facilitar el proceso a su cuerpo.

4. En el resto de los días de la semana, continúe con una alimentación saludable. También puede practicar HIIT (entrenamiento en intervalos de alta intensidad) o entrenamiento de fuerza para ayudarle a mantenerse activo.

5. Beber mucha agua, especialmente durante el período de ayuno. Es recomendable tomar un poco de café o té, pero no debe agregar endulzantes o leche.

6. Después de dos o tres semanas, evalúe cómo se siente. Si siente que las cosas van bien y puede incrementarlo, continúe y agregue otro día de ayuno a su semana.

7. Una opción que puede intentar al realizar el ayuno intermitente es tomar entre cinco y ocho gramos de BCAA. Estos son conocidos como aminoácidos de cadena ramificada y tomar este suplemento aporta algunas calorías, pero no las suficientes como para intervenir con su ayuno. Esto proporcionará un poco de energía adicional a sus músculos para que pueda mantenerse fuerte, y además le ayudará a eliminar el cansancio y la sensación de hambre.

No todas las personas deberán practicar el ayuno intermitente. Si considera que alguna otra forma de ayuno es recomendable para usted, puede intentarlo. No existe una forma en particular cuando se trata de ayunar para obtener los beneficios de la autofagia, ya que existen diversos métodos para elegir.

Sin embargo, debido a que algunas mujeres son muy sensibles a los cambios en su alimentación y en el medio ambiente, no siempre es recomendable ayunar por completo. Esto puede alterar su sistema y hacer que sea difícil conservar el funcionamiento normal del cuerpo. Comenzar con un ayuno más sencillo, como el ayuno intermitente, puede asegurar que obtenga sus beneficios, sin tener que preocuparse por los efectos secundarios negativos que pueden surgir debido a la alteración hormonal.

Todas las personas pueden beneficiarse del ayuno. Ya sea que decida hacer lo posible para realizar un día de ayuno alternativo o si prefiere intentar con uno de los otros métodos de los que hablaremos más adelante, descubrirá que existen una gran cantidad de beneficios que puede obtener con esta estrategia de alimentación.

Capítulo 3: Mitos vs. Verdades – Conceptos Erróneos Comunes Acerca de la Autofagia y el Ayuno

Antes de aprender más acerca del ayuno y lo que implica este proceso, es importante disipar algunos de los mitos y conceptos erróneos que pueden surgir del ayuno y la autofagia. Estos conceptos harán que sea difícil convencer a algunas personas de que ayunar es recomendable para su salud. Hemos pasado años escuchando cómo necesitamos comer cada pocas horas y que omitir las comidas no es recomendable para la salud, cuando, en realidad, puede ayudar a acelerar nuestro metabolismo y el proceso de autofagia.

A continuación, hablaremos de algunos de los mitos más comunes que existen sobre el ayuno y la autofagia, y entenderemos por qué son tan recomendables para nuestra salud en general.

El Ayuno le Provocará Hambre

Un concepto erróneo que muchas personas consideran cuando se trata de ayunar es que el ayuno les hará sentir hambre. El modo de inanición es el período en el cuerpo en el que el metabolismo se detiene para conservar energía porque ha pasado tiempo sin alimentarse. Si el modo de inanición ocurre de manera frecuente, puede alterar el metabolismo y hacer que la pérdida de peso sea prácticamente imposible.

Sin embargo, en la mayoría de los casos, a menos que practique el ayuno prolongado de manera inmediata, puede obtener algunos beneficios sorprendentes, sin tener que preocuparse por sentirse hambriento. La mayoría de las investigaciones demuestran que se necesitan al menos 72 horas antes de que el modo de inanición se convierta en un problema para la mayoría de las personas. Debido a que la mayoría de las personas deciden practicar el ayuno intermitente, su metabolismo continuará activándose antes de que surjan estos problemas.

Incluso si practica el ayuno prolongado, siempre y cuando no esté ayunando todo el tiempo y siga una dieta saludable, no tendrá que preocuparse por sentir hambre. El hambre solo será un problema si decide ayunar por un periodo de tiempo prolongado, o si es demasiado estricto con sus pautas de ayuno. Por ejemplo, si realiza un ayuno de dos semanas cada mes y luego reduce su ingesta de calorías a 800 por el resto del mes, probablemente no le brinde al cuerpo los nutrientes que necesita. Si realiza un ayuno de 20 horas cada día, y posteriormente ingiere únicamente 500 calorías, es posible que pueda tener complicaciones.

Lo más importante a recordar acerca de la inanición es que el cuerpo necesita sentir que en realidad no tiene muchos nutrientes y que es probable que no obtenga esos nutrientes de manera rápida. Este proceso se lleva a cabo como una forma de lidiar con la falta de nutrientes. Si practica un ayuno razonable y se asegura de ingerir suficientes calorías cada día, o en general, con alimentos saludables y nutritivos, puede disfrutar del ayuno y experimentar el proceso autofágico, sin tener que preocuparse por sentir hambre.

El Ayuno le Hará Comer en Exceso y Disminuir los Efectos de la Autofagia

Una preocupación común que surge cuando hablamos de ayuno y autofagia es la idea de que una vez que haya finalizado el tiempo de ayuno, puede llegar a comer en exceso, anulando todos los beneficios. Si bien es cierto que se sentirá hambriento al concluir el ayuno, esto no significa que tenga que ceder a los antojos e impulsos.

Es entonces donde debe incluirse la planificación. Es posible que tenga voluntad suficiente para evitar comer en exceso, mantenerse saludable y obtener todos los beneficios del ayuno, pero al pasar un tiempo sin comer comenzará a sentirse hambriento. Cuando el periodo de alimentación comience nuevamente, se sentirá realmente hambriento, y su cuerpo anhelará alimentos dulces y poco saludables. Sin una adecuada planificación, es posible que pueda comer en exceso.

Lo anterior no significa que esté contrarrestando todos los beneficios de la autofagia que se produjeron durante ese tiempo. Sin embargo, es algo a lo que necesitará prestar atención. La planificación en su alimentación definitivamente puede ser la respuesta que está buscando si decide practicar el ayuno para ayudar con la pérdida de peso.

Al crear un plan de alimentación, considere añadir algunas calorías adicionales a la comida inicial o a la primera comida que realice después de terminar el ayuno. Y tal vez considere tener un "gusto" más saludable en ese momento. Al principio, va a sentir antojos y será difícil lidiar con ellos. Y a su vez, se sentirá hambriento. No ignore este hecho. En lugar de tratar de dividir las calorías de manera uniforme cuando tome tres comidas después del ayuno, incluya en la primera comida algunas calorías adicionales y reduzca un poco las otras. Esto le ayudará a comer un poco más y satisfacer esos antojos, al mismo tiempo que le ayudará a no sentirse limitado.

Ayunar es Malo para la Salud

Si leyó el capítulo anterior, es consciente de que el ayuno no es perjudicial para su salud. Hemos creído que el ayuno no es recomendable para nuestro cuerpo durante mucho tiempo. Suponemos que estaremos todo el tiempo hambrientos, que nos sentiremos débiles, que nuestro metabolismo se volverá lento y que será imposible perder peso.

Pero, ¿algo de lo anterior realmente tiene sentido? ¿Tiene sentido que nos sintamos hambrientos solo por omitir una o dos comidas? Nuestros antepasados no podían obtener comida fácilmente a su alrededor, y es posible que trascurrieran varios días sin que pudieran ingerir ningún alimento. ¿Significa esto que su metabolismo estaba en modo de inanición todo el tiempo?

¿Alguna vez ha estado enfermo y ha tenido que pasar unos días sin comer? Si solo padeció de un resfriado y no comió durante unos días, o si vomitó y no pudo contener nada en el estómago, todos nos hemos quedado sin comer durante ese tiempo. ¿Significaba que entramos en modo de inanición y nuestros metabolismos quedaron afectados?

Por supuesto no. Nuestro cuerpo está diseñado para soportar un poco de estrés, y saltarse una comida no representa un gran problema. Los estudios e investigaciones han demostrado que puede pasar hasta 72 horas sin alimentarse antes de que los efectos secundarios del modo de inanición se conviertan en un problema. Y mientras se asegure de que su dieta esté completa con alimentos saludables y nutritivos cuando ya no esté ayunando, es fácil agregar ayunos diarios, o algunas veces a la semana, como el ayuno intermitente.

Si puede agregar uno de los métodos de ayuno a su rutina, obtendrá una gran cantidad de beneficios. Su corazón estará más saludable, puede lograr perder peso, obtener claridad mental, mejorar su nivel de presión arterial, disminuir la resistencia a la insulina y la diabetes, y mucho más. Todo lo que necesita es ayunar ocasionalmente para inducir el proceso de autofagia.

El Ayuno y la Autofagia pueden Debilitar los Músculos

Los estudios que analizan el ayuno intermitente muestran que la creencia de pérdida muscular es errónea. El ayuno intermitente durante un período de 70 días observó una disminución en el peso corporal en un promedio de 6% en los participantes. Sin embargo, la masa magra de esos mismos individuos aumentó en un 11.4%. Pero en la masa corporal, que incluye músculo y hueso, no hubo ningún cambio en absoluto.

Además, se observaron mejoras considerables en los niveles de LDL (lipoproteínas de baja densidad) y de triglicéridos. La hormona de crecimiento aumentó, lo cual fue una pieza fundamental para ayudar a los participantes a conservar su masa muscular. Así mismo, algunos estudios demuestran que comer únicamente una comida por día dio como resultado una cantidad significativa de pérdida de grasa, incluso si esa comida incluía la misma cantidad de calorías que comer tres o más veces durante el día. Sin embargo, lo más importante es que no hubo ninguna evidencia de pérdida de masa muscular en absoluto.

Aprendamos más al respecto. Recientemente, una prueba aleatoria de ayuno versus una restricción calórica, desveló que realmente no había ninguna evidencia de que el músculo se debilitara durante el proceso de ayuno. Durante esa misma prueba, se le pidió al grupo de ayuno que siguiera el método de 36 horas cada dos días, también conocido como ayuno alterno. Esto representa una gran oportunidad para aquellos que desean comenzar a ayunar y obtener todos sus beneficios, pero que se sienten indecisos por la posible pérdida muscular que podrían tener.

De acuerdo con algunos expertos que no consideran los estudios anteriores, el ayuno quemaría 1/3 de una libra de músculo diariamente. El resultado es aproximadamente 1 libra de músculo por semana si realiza un ayuno intermitente. Esto significa que vería una reducción de 32 libras de músculo en un grupo que ayunó durante 32 semanas.

Sin embargo, la cantidad real que el grupo de ayuno perdió durante 32 semanas fue de aproximadamente 2.6 libras o 1.2 kg. Esto representó un poco de pérdida de peso muscular, pero al compararlo con los participantes que únicamente tuvieron una restricción de calorías, fue menor. Aquellos participantes que restringieron sus calorías perdieron 16 kg durante ese mismo período.

Tiene sentido que se pierda un poco de masa muscular al perder peso. Está perdiendo parte de la piel adicional y el tejido conectivo al mismo tiempo, pero el porcentaje de masa muscular aumenta alrededor del 22% al ayunar.

Como puede entender, el ayuno no reducirá en gran cantidad su masa muscular, tampoco hará que se sienta débil ni provocará problemas con su metabolismo por el resto de su vida por reducir su masa muscular. Si le preocupa la pequeña cantidad de masa muscular que se pierde (que es aún menor a la que tendría con una restricción de calorías), considere añadir un entrenamiento de fuerza o con pesas a su rutina.

Evitar Ejercitarse al Ayunar

Otro concepto erróneo es la idea de que no puede ejercitarse durante el ayuno. Si bien es cierto que es posible que tenga que realizar algunos ajustes en la forma en que realiza su entrenamiento en comparación con su rutina normal, esto no significa que no se le permita hacer ejercicio en absoluto.

Al ayunar, su cuerpo trabajará en reducir las reservas de glucógeno para comenzar a utilizar la grasa almacenada. Durante este proceso, puede sentirse un poco cansado y agotado, debido a que su cuerpo está acostumbrado a obtener el glucógeno de forma regular, y es una fuente de energía más sencilla de utilizar que la grasa almacenada. Su cuerpo se sentirá débil y desgastado durante algunos días, y en ocasiones incluso durante más tiempo, a medida que se adapta al régimen de ayuno.

Debido a esto, es posible que deba realizar algunos cambios en la forma en que se ejercita. Ejercitarse justo al comienzo del ayuno puede ayudarle, ya que asegura que usted todavía tenga algo de glucosa en su cuerpo para darle energía. Cambiar a una rutina como el entrenamiento HIIT o el levantamiento de pesas puede ser una buena forma de ejercitarse correctamente, para desarrollar y mantener músculos fuertes y obtener mejores resultados con el ayuno y la autofagia.

La Autofagia Fatigará Su Cuerpo

Cuando se trata de la autofagia, es cierto que el cuerpo necesita someterse a un poco de estrés para que el proceso suceda. Esto es fundamental para asegurar que el cuerpo comience a desechar las células desgastadas y construir nuevas. Si esto no ocurre, ¿cómo habrá espacio para las nuevas células y tejidos?

Esto no significa que tengamos que esforzarnos demasiado. Ejercitarse intensamente durante seis o siete horas, o ayunar durante un mes consecutivo puede parecer una buena opción, pero en realidad existen métodos más efectivos y sencillos para inducir al cuerpo en este proceso.

El ejercicio simple, como un entrenamiento intenso de 30 minutos o el entrenamiento HIIT, puede ser suficiente para ayudarle a inducir la autofagia. Ayunar durante unos días, o incluso un ayuno de un solo día, puede ser suficiente para que el cuerpo comience con el proceso. Estos métodos son más sencillos de iniciar y mantener en comparación con las opciones más intensas. La autofagia necesita un poco de estrés para comenzar, pero eso no significa que tenga que sobre fatigarse para obtener sus resultados.

La autofagia puede ser beneficiosa para todo su cuerpo. De esta manera, hará que su cuerpo pueda funcionar correctamente al desechar todas las células, proteínas y tejidos desgastados, y que puedan reemplazarse por otros nuevos. Es un concepto simple, pero descubrirá que realmente puede marcar una gran diferencia en todo su cuerpo.

Capítulo 4: Dos Métodos de Ayuno Líquido

Ahora que hemos hablado acerca de los beneficios del ayuno, es momento de analizar los diferentes métodos de ayuno que tiene a su disposición. Existen dos tipos principales de ayuno: intermitente y prolongado.

Al hablar del ayuno intermitente, generalmente nos referimos al tipo de ayuno con duración de aproximadamente 24 horas o menos, y algunas veces un poco más. Estos son ayunos cortos que puede implementar en su rutina diaria y que aun así pueden proporcionarle los beneficios de la autofagia, sin tener que hacer grandes esfuerzos.

Cuando hablamos del ayuno prolongado, nos referimos a un ayuno con duración entre siete y diez días. Estos ayunos pueden representar un desafío mayor, ya que no debe ingerir alimentos y ningún tipo de calorías por lo menos durante siete días. Sin embargo, los beneficios que puede obtener de estos ayunos son sorprendentes y pueden garantizar que la autofagia tenga el tiempo necesario para llevarse a cabo.

¡Aprendamos más acerca de la manera en que funcionan estos dos estilos de ayuno para que pueda decidir cuál es el más adecuado para usted!

¿Qué es el Ayuno Intermitente?

El ayuno intermitente se ha convertido en una manera muy popular para ayudar a controlar la ingesta calórica y para perder peso, sin tener que contar las calorías y otras preocupaciones de las dietas tradicionales. Existen métodos diferentes que lo acompañan, lo que hace que sea más sencillo adaptarse rápidamente y encontrar el método que mejor se adapte a su estilo de vida.

Cuando se trata del ayuno intermitente, aprenderá cómo extender los períodos de ayuno durante el día y limitar la cantidad de tiempo en que puede alimentarse de un día a otro. Este proceso es muy sencillo. Mientras tenga consideración con los alimentos que consume y se apegue a su período de tiempo para alimentarse, descubrirá que es más fácil obtener sus beneficios para perder peso y mejorar su salud con este tipo de ayuno.

Existe una gran variedad de métodos diferentes que puede elegir para iniciar el ayuno intermitente. El método más común es el 16/8. Para practicar este método, limitará su alimentación a únicamente 8 horas al día, y posteriormente el resto del día puede ingerir solamente agua y otras bebidas sin calorías para mantenerse hidratado. El proceso es tan simple como terminar su cena, no comer bocadillos durante la noche y omitir el desayuno al día siguiente. Existen diferentes variaciones de este método, básicamente cambiando la cantidad de horas que puede comer y las horas que debe ayunar. El objetivo es hacer que el periodo de ayuno sea mayor que la ventana de alimentación.

Otro método similar al ayuno 16/8 es la dieta militar. En ella, únicamente puede beber agua y otras bebidas sin calorías durante veinte horas de la semana. Se permite consumir pequeñas cantidades de frutas y verduras durante el período de ayuno, pero mantenerlas por debajo de 200 calorías en total. Durante las últimas cuatro horas, puede comer una o dos comidas para ayudarle a obtener la nutrición que el cuerpo necesita para mantenerse saludable.

La dieta militar puede ser difícil de seguir, especialmente porque se trata de un régimen de ayuno que debe practicarse todos los días de la semana. Muchas personas comienzan con periodos cortos de ayuno y van aumentando de manera gradual, o simplemente implementan este período en su rutina de manera ocasional. Puede mezclar y combinar para encontrar el método que considere más adecuado para usted.

La dieta 5:2 es otra opción que funciona con el ayuno intermitente. Al optar por esta versión, elegirá dos días de la semana en los que ayunará. Estos pueden ser cualquier día, siempre que no sean consecutivos. Por ejemplo, ayunar el martes y el jueves puede funcionar adecuadamente para este tipo de ayuno. Durante esos dos días, debe mantener su ingesta calórica en no más de 500 para las mujeres y 600 para los hombres. Puede elegir cómo desea dividir las calorías en función de sus necesidades. Algunas personas dividen estas calorías en dos comidas diferentes, y otras prefieren esperar hasta el final del día y acumular todas las calorías al mismo tiempo para ayudarles a no irse a la cama con hambre. Durante los otros cinco días de la semana, deberá seguir una dieta saludable y llena de nutrientes para ayudar al cuerpo.

El ayuno en días alternos es también un método común. En este tipo de ayuno, deberá ayunar cada dos días. Algunos métodos implican tener un ayuno líquido completo, y otros en los que puede consumir hasta 500 calorías. A veces, estos métodos también pueden convertirse en un ayuno de 36 horas. Usted debe decidir si añadirá calorías o no, y posteriormente hacer una planificación de sus comidas, ya que este tipo de método de ayuno puede ser intenso.

El método de comer-ayunar-comer es también recomendable. Para ello, debe ayunar durante 24 horas. Es decir, comer normalmente un día, dejar de comer durante 24 horas y luego volver a comer de manera normal. Este tipo de ayuno no tiene que ser tan complicado como parece. Simplemente debe dejar de comer después de la cena una noche y esperar hasta la cena del día siguiente antes de volver a comer. Esto le daría un ayuno de 24 horas y todos los beneficios que lo acompañan.

También existe el ayuno intermitente del cual hablamos en un capítulo anterior. Esta es una buena manera de ajustar sus hábitos alimenticios y adaptarse al nuevo plan de alimentación. Es posible que el ayuno intermitente sea un poco diferente al plan de alimentación en el que se encuentra actualmente. La mayoría de los estadounidenses pasan la mayoría del tiempo comiendo. Comienzan su día desayunando, comen en el almuerzo y la cena, e ingieren algunos bocadillos en el transcurso del día. Pasar de comer todo esto a un periodo de alimentación más restringido puede ser difícil para cualquiera. El ayuno intermitente, así como otras opciones, lo ayudarán a lidiar con ello al practicarlo varias veces a la semana durante períodos más cortos para que pueda desarrollar alguno de los otros tipos de ayuno.

No existe necesariamente un plan de alimentación para el ayuno intermitente. Se le permite seguir la dieta de su preferencia cuando esté fuera de su periodo de ayuno. Lo que ocurre es que si no tiene cuidado con los alimentos que consume, entonces puede ganar peso y no obtendrá los resultados que desea, incluso si sigue este tipo de ayuno.

Mientras consuma comida saludable y nutritiva, se sorprenderá de los resultados que puede obtener con el ayuno intermitente. Si está buscando un método que pueda funcionar adecuadamente, y que muchas personas combinan con sus ayunos, entonces es posible que pueda incluir la dieta cetogénica en su plan de alimentación.

La dieta cetogénica es una dieta baja en carbohidratos, alta en grasas y moderada en proteínas. Puede ayudarle a sentirse pleno y satisfecho, lo que hace que los tiempos de ayuno sean más sencillos de manejar. Además, obliga al cuerpo a entrar en el proceso de cetosis más rápido que antes, intensificando los resultados que está tratando de obtener cuando se realiza un ayuno.

Todos los métodos de ayuno intermitente pueden ser muy efectivos. Algunos de los métodos que pueden considerarse un poco más sencillos van a mostrar resultados un poco más lentos, pero después no tendrá que lidiar con ellos. Algunos de los otros métodos que pueden representar un desafío más grande, como el ayuno alternativo de un día, le proporcionarán los beneficios aún más rápido.

Asegúrese de investigar a fondo el método de ayuno que desea seguir antes de comenzar. Cada uno de los métodos implica pautas a seguir ligeramente diferentes, y es importante que conozca las reglas que acompañan al ayuno elegido. La buena noticia es que estos métodos, a pesar de que tienen un periodo de ayuno más corto que los ayunos prolongados, aún pueden brindarle grandes beneficios para su salud y son más sencillos de mantener a largo plazo.

Muchas personas han decidido que el ayuno intermitente es la opción adecuada para ellos. En primer lugar, pueden obtener muchos de los mismos beneficios que pueden conseguir con el ayuno prolongado, y estos ayunos más cortos a menudo son mucho más fáciles de seguir. Si solo tiene que ayunar durante pocas horas diariamente, o realizar uno o dos ayunos durante todo el día de manera semanal, es mucho más sencillo de sobrellevar que tratar de ayunar durante una semana o más.

Así mismo, existen diversas opciones cuando se trata de iniciar un ayuno intermitente. Puede elegir el método que más le agrade y obtener todos sus beneficios. Algunos métodos son más fáciles de practicar que otros, lo que los hace perfectos para cualquier nivel. Si usted es principiante y se siente un poco nervioso al principio, entonces puede comenzar con un ayuno diario más corto e incrementarlo como desee. Si ha seguido una dieta durante algún tiempo, o si necesita curarse rápidamente de algunas afecciones graves de salud, es posible que desee considerar uno de los ayunos más prolongados, como el ayuno de 5:2 o el ayuno alternativo.

Incorporar el ayuno intermitente en su rutina puede ser realmente fácil. Incluso puede elegir un método determinado conforme a lo que funcione mejor para su horario. De esta manera, no tiene que preocuparse por tomarse un descanso del trabajo, porque la mayoría de estos ayunos no lo agotarán como lo haría el ayuno prolongado. Entonces, si tiene uno o dos días en el trabajo en los que esté realmente ocupado y apenas tenga tiempo para comer, considere practicar el método 5:2 y comer hasta el final del día, únicamente 500 calorías. Si apenas tiene tiempo para desayunar, considere practicar el ayuno de 16/8, y dejar de comer después de la cena y no desayunar por la mañana.

Es muy sencillo empezar con un ayuno intermitente, y existe una gran cantidad de opciones para ayudarle a mejorar su salud y sentirse increíble. ¡Solo tiene que decidir con qué método prefiere ayunar y luego comenzar!

¿Qué es el Ayuno Prolongado?

Otra forma de ayuno que puede probar es el ayuno prolongado. Si bien el ayuno intermitente por lo general no supera las 36 horas en la mayoría de los casos, aunque hay ocasiones en las que puede llegar hasta las 72 horas, este tipo de ayuno servirá para que usted pueda ayunar durante un período más prolongado. La mayoría de los ayunos líquidos prolongados serán entre siete y diez días dependiendo de los objetivos de la persona que los practica y de la cantidad de fuerza de voluntad y determinación que tenga. En algunos casos, el ayuno prolongado puede durar catorce días o un poco más, pero este tipo de ayuno generalmente se realiza bajo la supervisión de un profesional médico.

El ayuno puede proporcionarle claridad mental, aumentar su productividad e incluso prolongar su vida si se practica correctamente. Los dos beneficios principales vienen con el ayuno, y ambos pueden ayudar a que su cuerpo se cure y funcione mejor que antes. El primer beneficio es la autofagia, que hemos analizado a profundidad en esta guía, el cual es el proceso que ocurre naturalmente en el cuerpo donde se desechan las células desgastadas y se crean otras nuevas. El segundo beneficio principal del ayuno es la cetosis, que es el proceso cuando el cuerpo comienza a utilizar sus reservas de grasa natural para ayudarle a mantenerse energizado.

Pasar de siete a diez días sin comer y únicamente beber líquidos puede parecer un poco complicado, pero esta es la práctica que se conoce como ayuno prolongado y se ha vuelto muy popular. Es un método que le ayudará a ponerse a prueba, pero las recompensas definitivamente valen la pena por todo el esfuerzo. Incluso existe una gran variedad de aparatos y otros dispositivos tecnológicos que puede probar para monitorear sus signos vitales y asegurarse de que todo marcha bien.

El ayuno prolongado es un poco diferente al ayuno intermitente, pero puede proporcionarle muchos de los mismos beneficios que ya conoce si alguna vez realizó ese tipo de ayuno. Derivados del ayuno intermitente, han surgido diversos métodos que también se consideran ayunos. Puede intentar alguno que consista en ayunar unos días a la semana, siempre y cuando no sean consecutivos. Otros donde no deberá comer nada después de la cena y no desayunar al día siguiente. Las investigaciones han demostrado que para la mayoría de las personas que siguen este tipo de patrones de alimentación, pueden surgir diversos beneficios para la salud.

Sin embargo, el ayuno prolongado es un poco diferente. Técnicamente, el ayuno prolongado es aquel que dura más de 24 horas, pero debido a que algunos de los métodos de ayuno intermitente se incluyen en este tipo de categoría, se ha ampliado para cubrir un ayuno que generalmente dura entre una semana y diez días. Este tipo de ayuno funciona de manera similar y le brindará algunos de los mismos beneficios que el ayuno intermitente, pero pertenece a una categoría diferente, porque se considera mucho más intenso en comparación con los otros métodos de ayuno que hemos analizado anteriormente.

En lugar de omitir una comida por día, el ayuno prolongado elimina el alimento sólido por completo hasta por una semana. Muchas personas optan por practicar el ayuno prolongado para ayudarles a perder peso, pero este puede no ser el objetivo que busca la mayoría. A algunas les favorece la claridad mental que pueden obtener con el ayuno prolongado, y otras desean una solución rápida para ayudarles a lidiar con sus principales problemas de salud.

Si está buscando perder peso, mejorar su concentración y enfoque, y alcanzar un nivel óptimo de salud, el ayuno prolongado puede ser la opción adecuada para usted. El ayuno líquido puede ayudarle a sentirse hidratado y proporcionarle grandes beneficios. Muchas personas han recurrido a un ayuno líquido prolongado para mejorar su nivel de presión arterial, reducir su peso, ayudar con la sensibilidad a la insulina y mucho más.

Es común ver que la mayoría de las personas que practican el ayuno prolongado sean hombres, pero también existe una cantidad significativa de mujeres que deciden seguir este método. También existen diferentes métodos que puede seguir, y algunas personas deciden desarrollarlos, tal vez comenzando con algunos de los diferentes métodos de ayuno intermitente hasta que puedan aumentar y lograr ayunos de más de una semana.

No hay duda de que cualquier tipo de ayuno, ya sea durante un día, una semana o incluso más, puede provocar algunos efectos secundarios negativos, especialmente para alguien que es principiante. Es muy probable que se sienta hambriento durante ese periodo, porque su estómago no estará recibiendo alimentos. Sin embargo, si puede mantenerse hidratado y encontrar formas de distraerse (además de relajarse cuando sea necesario), algunos de estos problemas pasarán desapercibidos. Otros efectos secundarios comunes que pueden surgir incluyen dolores de cabeza, problemas para dormir, acidez estomacal, irritabilidad y lagunas mentales. Incluso aquellos que practican este tipo de ayuno concuerdan que puede ser complicado adaptarse a él.

Será difícil comenzar con el ayuno prolongado, pero si sigue una dieta saludable, antes y después del ayuno, todavía puede proporcionarle a su cuerpo los nutrientes que necesita, y obtener todos los beneficios de este tipo de ayuno. Una vez que haya realizado el ayuno un par de veces, se adaptará y muchos de los efectos secundarios comenzarán a disiparse y a reducir las molestias. Deberá asegurarse de tomar algunos descansos entre ayunos de una semana, para brindarle a su cuerpo el tiempo suficiente para que pueda abastecerse de nutrientes saludables y recuperarse de la autofagia.

Para su primer ayuno prolongado, puede ser mejor atenerse a un límite de tiempo que es de cinco a siete días. Puede expandir este periodo si decide que esta es la opción más adecuada para usted. Sin embargo, si no está acostumbrado al ayuno, puede ser complicado extender la duración las primeras veces.

Si decide que el ayuno líquido prolongado es la opción correcta para usted, entonces es el momento de comenzar. Para que esto funcione, debe seleccionar el día y el período de tiempo que desea practicarlo. Tiene la opción de, al menos durante los primeros ayunos, elegir hacerlo solo en sus días libres, o en los días que pueda tomarse libres. Al principio, se sentirá un poco cansado y agotado. Si bien estas molestias se desvanecerán después de algunos días, es recomendable darle tiempo a su cuerpo para que descanse y se relaje mientras se ajusta al nuevo régimen de ayuno.

Así mismo, deberá asegurarse de mantenerse hidratado al practicar este tipo de ayuno. Muchas personas olvidan que, aunque no estén comiendo, necesitan tomarse el tiempo para beber suficiente agua para mantenerse hidratados. Recuerde que no solo necesita beber la cantidad necesaria antes del ayuno, sino que también estará perdiendo aproximadamente el 20% del agua diaria que obtiene de los alimentos que consume habitualmente, así que tenga esto en cuenta. Algunos de los efectos secundarios más severos ocurren porque no se está hidratando lo suficiente, así que deberá asegurarse de prevenir este problema desde el principio.

Durante este periodo, puede encontrar diferentes maneras de distraerse. El hambre y la sensación de falta de comida empeorarán si se permite sentarse y solo se concentra en eso. Considere buscar libros para leer, salir con algunos amigos y hacer actividades que no estén relacionadas con la comida: salga a caminar o disfrute de sus programas favoritos. Intente mantenerse ocupado. Incluso puede descubrir, al igual que otras personas que practican el ayuno prolongado, que es altamente recomendable estar en movimiento y que puede ayudarle a hacer las cosas de manera más productiva.

Procure escuchar a su cuerpo durante este tiempo. Algunas personas pueden ayunar durante siete días y sentirse bien, aunque pueden sentir un poco de hambre al final. Sin embargo, otros pueden llegar al día cuatro o cinco y comenzar a sentirse mal. Puede que no estén bebiendo suficiente agua o lidiando con una complicación grave. Si siente que algo está mal, no dude en visitar a su médico de inmediato.

Si bien existen algunos riesgos por practicar el ayuno prolongado, y estos riesgos pueden ser realmente importantes y deben ser tenidos en cuenta si se trata de ciertas afecciones médicas, la mayoría de las personas han decidido que los beneficios valen la pena. Lo más importante a considerar durante este tipo de ayuno, son sus propias afecciones. Y si decide practicarlo únicamente con el objetivo de perder peso rápidamente, entonces es probable que el peso regrese. Si lo utiliza como una forma de mejorar su salud en general y sentirse mejor, puede ser una buena opción para continuar.

También debe tener precaución con los diferentes problemas de salud que pueden surgir. Si bien el ayuno puede ser muy beneficioso para el cuerpo, tener períodos prolongados en los que no está obteniendo suficientes calorías puede ser complicado para su cuerpo. Las mujeres, en particular, deben tener cuidado con la manera en que podría alterar sus hormonas, causar insomnio, provocar lagunas mentales y aumentar la ansiedad. Agregue a esto que, en algunos casos, el ayuno prolongado puede causar una reducción en la fertilidad, y es importante tomar precauciones al realizar este tipo de ayuno.

Para aquellos que padecen ciertas afecciones médicas, o que tienen dudas del funcionamiento del ayuno y desean tener un cuidado especial, lo mejor es realizar este tipo de ayuno bajo la supervisión de un profesional médico. Mientras no intente concebir, y no esté amamantando o embarazada, estos ayunos pueden ser muy recomendables. Además, las personas que padecen diabetes y son dependientes de la insulina, fatiga suprarrenal y problemas de tiroides, pueden considerar que un profesional médico los supervise durante el ayuno.

Cuando se trata de inducir el proceso de autofagia, descubrirá que estos dos métodos de ayuno pueden ser muy efectivos y proporcionarle grandes beneficios en el proceso. Algunos prefieren los ayunos prolongados porque brindan la mayoría de los beneficios en un período de tiempo más corto y pueden proporcionar bienestar. Otros pueden considerar que el ayuno prolongado es complicado de practicar, y prefieren beneficiarse con los ayunos de menor duración como el ayuno intermitente.

Capítulo 5: Importante a Tener en Cuenta – Puntos a Considerar al Iniciar el Ayuno

En este punto, es posible que esté listo para comenzar con su ayuno. Existen muchos beneficios, y el ayuno es una de las mejores y más rápidas maneras para inducir el proceso de autofagia. Ya conoce los beneficios, está entusiasmado por comenzar y está listo para aprovechar al máximo el ayuno y todo lo que tiene que ofrecer.

Sin embargo, existen algunos aspectos que debe tener en cuenta para poder aprovechar al máximo este tipo de régimen de alimentación.

Efectos Secundarios Negativos

Una gran cantidad de beneficios pueden obtenerse con el ayuno, y ya hemos mencionado algunos de ellos en esta guía. Sin embargo, existen algunos efectos secundarios que pueden ocurrir cuando comienza a ayunar por primera vez. Estos son bastante leves y la mayoría desaparecerá cuando su cuerpo se acostumbre a ayunar en unas pocas semanas. Algunos de los efectos secundarios negativos que debe tener en cuenta al comenzar con cualquier tipo de ayuno incluyen:

Hambre y Antojos

Puede que esto no parezca un gran problema, pero al empezar con el ayuno y llegar al final, su hambre y antojos se incrementarán y serán lo único en lo que piense al ayunar.

Por supuesto, al finalizar el ayuno, se sentirá hambriento. Ha pasado mucho tiempo sin comer nada. Su estómago estará vacío y el cuerpo le pedirá algo de comida para recuperarse. La única manera de lidiar con el hambre es comiendo algo. Tan pronto como termine el ayuno, puede comer, y este efecto secundario disminuirá. Después de un tiempo, el cuerpo podrá adaptarse al ayuno, y usted no se sentirá hambriento. Hasta que llegue ese momento, intente encontrar algunas maneras de distraerse y no enfocarse en la sensación de hambre.

También puede notar que tiene muchos antojos al estar en el periodo de ayuno. Su cuerpo intenta recuperar esa glucosa, por lo que, si no tiene cuidado al terminar el ayuno, puede ceder a esos antojos y comer más de lo normal.

Está bien ceder a esos antojos en ocasiones, especialmente justo después de que se realice el ayuno. Esto le ayudará a satisfacer el antojo en lugar de ignorarlo y le hará sentirse menos limitado. Únicamente deberá asegurarse de trabajar en un plan de alimentación e incluir ese antojo en la primera comida, en lugar de permitirse cumplir con todos los antojos. Esto le ayudará a mantenerse dentro de sus recomendaciones de ingesta de calorías y hará que sea más fácil obtener los resultados que desea sin exagerar.

Acidez estomacal e hinchazón

Su estómago continuará produciendo algunos ácidos, incluso cuando deje de comer, y este ácido tiene un papel muy importante para ayudarle a digerir los alimentos. En una dieta tradicional, a menudo tiene que comer cada pocas horas o más. Esto hace que el cuerpo adquiera el hábito de producir ácido cada pocas horas para digerir los alimentos. Sin embargo, al ayunar, esos ácidos siguen ahí, se producen, aunque no haya ningún alimento en su estómago que digerir. Debido a esto, es común que experimente acidez estomacal.

La acidez estomacal puede variar desde sentir un poco de incomodidad hasta eructar durante todo el día o incluso sentir dolor intenso. El tiempo va a ayudar a disminuir esa sensación. A medida que pase más tiempo ayunando, el cuerpo regulará la producción del ácido y después desaparecerá. Debe asegurase de beber suficiente agua durante el ayuno, y puede recostarse un poco elevado antes de dormir. Y posteriormente, al llegar la hora de comer después del ayuno, no ingiera alimentos grasientos o picantes que empeoren la acidez. Si este síntoma prevalece, es recomendable que consulte con su médico al respecto.

Escalofríos

Este problema se presenta con menos frecuencia que otros, pero algunas personas pueden sentir frío. Esto podría deberse a que el sistema digestivo se ralentiza durante el ayuno por no tener ningún alimento que digerir en el estómago. Como resultado, el cuerpo no liberará calor. Asegúrese de mantenerse abrigado y tenga algunas mantas a mano para no sentir demasiado frío durante este tiempo.

Dolor de cabeza

Al principio, algunas personas pueden sentir dolores de cabeza, que pueden ser ocasionados por falta de alimento o falta de energía. A veces incluso puede ser por no beber suficiente agua. Si siente que estos dolores de cabeza se están convirtiendo en un gran problema, necesita sentarse, relajarse y asegurarse de que está bebiendo suficiente agua, ya que la deshidratación es una de las principales causas del dolor de cabeza.

Poca energía

Una queja común que surge en las personas que comienzan a ayunar es que se sienten con poca energía. Es posible que se sienta un poco aletargado y cansado la primera vez que ayuna, y esto puede hacer que sea complicado tener motivación para mantenerse ocupado.

También puede hacer que sea más difícil mantener el tipo de ayuno que desea y obtener resultados.

Existe una razón para que esto suceda. Ya mencionamos esto un poco antes, pero, básicamente, el cuerpo está acostumbrado a depender de la glucosa, de los carbohidratos y azúcares que consumimos en nuestra dieta como fuente de energía. La glucosa es realmente fácil de obtener en el cuerpo, y las células no tienen que hacer trabajo extra para convertirla en energía. Puede ser fácil obtenerla, pero la glucosa es una fuente de energía muy ineficiente.

En muchos casos, no se utiliza del todo. Es posible que todavía sintamos hambre porque la glucosa estará en el torrente sanguíneo y no en el estómago, y todavía no se agotará. Esta glucosa adicional se almacena en el cuerpo como exceso de grasa y puede acumularse en todo el cuerpo. Terminamos en un círculo vicioso de consumir más y más glucosa que no necesitamos, pero que el cuerpo necesita usar como energía.

Cuando se realiza un ayuno, especialmente prolongado, el cuerpo tiene que aprender a utilizar algo que no sea glucosa para obtener energía. Durante las primeras doce horas, dependerá de la glucosa para mantenerse sano y fuerte. Sin embargo, si su ayuno dura más que eso, el cuerpo tiene que buscar otra fuente de energía. Esto puede llevarle algo de tiempo y, mientras tanto, se sentirá cansado y con poca energía.

Después de un tiempo, el cuerpo se adaptará al uso directo de la grasa para mantenerse energizado, y el proceso no llevará mucho tiempo. Es posible que descubra que tiene más energía de la habitual cuando esto sucede. Hasta ese momento, debe recordar mantenerse hidratado y tomarse un tiempo para descansar para que pueda continuar con el ayuno y obtener todos los beneficios que lo acompañan.

Comer en exceso

Después de ayunar, es normal sentirse hambriento. Todos los métodos de ayuno le harán sentir hambre. Pasar todo ese tiempo sin comer puede ser saludable y le brindará algunos de los beneficios de salud de los que hemos hablado anteriormente, pero aun así le hará sentir hambre al finalizar. Debido a esto, es muy importante que seleccione cuidadosamente lo que come después del ayuno.

A medida que llegue al final del ayuno prolongado, sentirá más hambre de lo normal y tendrá muchos antojos con los que tendrá que lidiar. Esto es completamente normal, pero si no tiene cuidado, terminará por comer en exceso y sentirse incómodo. Piénselo de esta manera, sí, tiene hambre, pero su estómago ha estado vacío durante mucho tiempo. Si simplemente ingiere toda la comida posible al concluir el periodo de ayuno, esto causará una serie de problemas.

El primer problema que puede surgir es sentirse incómodamente satisfecho. Puede ser complicado evitar comer demasiado porque, al comer rápido, el estómago no puede indicar al cerebro de manera rápida que ya está satisfecho. Esto puede generar dolor en el estómago y sentir molestias en general. Además, al comer rápido, es fácil ingerir demasiadas calorías. Parte de los beneficios de ayunar es que puede ayudarle a restringir su ingesta de calorías y así ayudarle a perder peso. Si come en exceso, todo el esfuerzo habrá sido en vano.

Es normal sentir hambre al ayunar, y probablemente deseará comer muchos alimentos que sean reconfortantes, con gran cantidad de azúcares y carbohidratos. La mejor manera de sobrellevar el final del ayuno y asegurarse de no comer en exceso es hacer un plan de alimentación. Antes de volver a ayunar, puede planificar su comida. Esto le permite considerar qué comerá antes y después del ayuno, y así tomar decisiones más razonables al ayunar.

Dificultad para pensar

Al principio, puede sentir que existe una niebla alrededor de su cerebro. La niebla cerebral se describe como una sensación de sentirse aletargado, es bastante común al comenzar a ayunar mientras su cuerpo se adapta. La buena noticia es que a medida que se adapte al ayuno y tenga oportunidad de permitir al cuerpo encontrar una nueva fuente de energía adicional a la glucosa, entonces la niebla cerebral desaparecerá. De hecho, algunos estudios demuestran que implementar el ayuno en su rutina puede mejorar el funcionamiento del cerebro.

Si bien existen algunos efectos secundarios negativos que pueden ocurrir cuando se realiza el ayuno, ya sea intermitente o prolongado, la mayoría de estos serán a corto plazo. No tendrá que preocuparse por lidiar con esos efectos durante mucho tiempo, y si puede soportar una semana o un poco más (para los ayunos a corto plazo), podrá obtener resultados sorprendentes y estos efectos desaparecerán.

¿Durante Cuánto Tiempo Debería Ayunar?

Lo siguiente a considerar es la duración del ayuno. Esto puede depender de una serie de factores. Debe considerar los problemas de salud que está tratando, su dieta anterior, o si desea implementar esto en su rutina de salud, entre otras cosas.

Primero, debemos considerar la condición de salud que desea mejorar con el ayuno. Si solo desea mejorar su estado de salud en general, es recomendable utilizar uno de los métodos de ayuno intermitente. Puede practicar fácilmente este tipo de ayuno de manera regular, elegir un ayuno diario o realizar uno que sea un poco más prolongado una o dos veces por semana y aun así obtener todos sus beneficios. Sin embargo, si tiene un problema de salud importante que necesita una mejora más rápida y desea obtener una ventaja inicial, la mejor opción es practicar el ayuno prolongado entre siete y diez días.

Este tipo de ayuno puede ser increíblemente efectivo cuando se trata de problemas como la presión arterial alta. Los estudios han demostrado que los pacientes con presión arterial que se consideraba alta pudieron reducir su presión drásticamente en un ayuno de siete días. Los que tenían presión arterial más alta pudieron ver cambios aún más notorios. Estos cambios pueden ocurrir con el ayuno intermitente, pero no de manera inmediata. Para las personas que tienen niveles de presión sanguínea elevados, puede ser el momento de considerar el ayuno para regular esos niveles.

Además, debe considerar la gravedad de su condición de salud. Para algunas situaciones en particular, puede que el ayuno no sea recomendable. Esto podría empeorar la situación. Eso no significa que los ayunos más cortos como el ayuno intermitente no sean recomendables para usted.

Lo siguiente a considerar es la dieta que usted llevaba antes de comenzar el ayuno. Para aquellos que siguen una dieta estadounidense tradicional, puede ser difícil cambiar directamente a un ayuno de diez días. El cuerpo está acostumbrado a tener un suministro constante de alimentos y glucosa a su disposición, detener eso repentinamente puede ser un gran desafío y provocar una mayor cantidad de efectos secundarios negativos. Puede ser más sencillo comenzar con un ayuno de un día varias veces a la semana, o un ayuno diario corto, para ayudarle a adaptarse.

Esto no significa que no pueda practicar un ayuno más prolongado, independientemente de cómo fuera su dieta anterior. Sin embargo, la mayoría de las personas encuentran que pasar de un estilo de vida de excesos a uno que no tiene nada en absoluto durante tanto tiempo puede ser difícil. Comenzar lentamente, y luego aumentar el tiempo de ayuno, puede marcar toda la diferencia en la manera en cómo mejorará su salud.

¿Qué Sucede Si Tengo Una Condición Médica Delicada?

Si bien el ayuno puede ser muy beneficioso para la mayoría de las personas y puede brindarles excelentes beneficios para su salud, algunas afecciones médicas no son adecuadas cuando se trata de este tipo de método de ayuno. Dependiendo de las condiciones de salud que padezca, puede ser mejor evitar el ayuno por completo, evitar algunos de los ayunos prolongados o al menos ayunar con la ayuda y supervisión de su médico.

La primera condición que debe tener en cuenta es la diabetes con resistencia a la insulina. Si bien algunos de los síntomas de la diabetes pueden disminuir con el ayuno, especialmente los ayunos a corto plazo, es posible que no sea recomendable realizar un ayuno prolongado sin la supervisión de su médico. No deberá pasar tanto tiempo sin comer cuando su cuerpo necesite de nutrientes para funcionar. Si decide ayunar para mejorar su diabetes, comience con un ayuno a corto plazo para comprobar su reacción.

Otro grupo que debe tener cuidado con el ayuno es el de aquellos que tienen problemas de tiroides. Su glándula tiroides puede estar a cargo de muchas hormonas en el cuerpo. Y el ayuno puede causar algunos problemas en los niveles hormonales. En algunos casos, si el ayuno no se controla adecuadamente y el problema de la tiroides es suficientemente grave, podría causar daño.

Las mujeres embarazadas, que planean quedar embarazadas pronto o que están amamantando nunca deben seguir este tipo de ayunos. Sí, es posible que omita algunas comidas si está embarazada y sienta náuseas matutinas. Sin embargo, no debería practicar ningún tiempo de ayuno planeado durante ninguna de estas etapas de su vida. Las mujeres en estas condiciones deben proporcionar a su cuerpo un suministro constante de nutrientes, y esto simplemente no será posible al ayunar.

Si está preocupado por la forma en que el ayuno le afectará a usted y a su condición de salud, además de preocuparse por estar hambriento, es importante consultar con su médico antes de comenzar con el proceso de ayuno. Esto le permite tener la oportunidad de hablar sobre el ayuno con su médico, formular cualquier pregunta que tenga y asegurarse de que comprende completamente el método que está eligiendo antes de comenzar.

Capítulo 6: Si el Ayuno No es Recomendable para Usted – Cómo Inducir la Autofagia sin Ayunar

Hemos aprendido acerca de los grandes beneficios del proceso autofágico. Este proceso le permite a su cuerpo limpiar gran parte de los desechos que de otra manera no se desecharían, reducir la inflamación, prevenir la mayoría de las enfermedades comunes y el envejecimiento, y ayudar a nuestro cuerpo a sentirse mejor. La manera principal en que puede inducir la autofagia es con la ayuda del ayuno, como hemos comentado anteriormente en esta guía.

Sin embargo, para algunas personas el ayuno no es una opción recomendable. Tal vez lo hayan probado durante algún tiempo y no puedan continuar, así que necesitan intentarlo con otro método. Tal vez los métodos de ayuno no sean adecuados en función de su historial médico. Para otros, el ayuno puede funcionar, pero desean probar algo más a parte para obtener resultados más favorables.

La buena noticia es que existen diferentes métodos que puede seguir para ayudar a inducir el proceso autofágico. Ya sea que lo intente al mismo tiempo que el ayuno, o por sí solo, puede inducir la autofagia y ayudarle a obtener todos los grandes beneficios para su salud.

Conozcamos algunos de los métodos alternativos para inducir la autofagia que puede considerar para mejorar su salud y estilo de vida.

Ejercicio

El estadounidense promedio pasa mucho tiempo sentado en casa, en su trabajo o haciendo otras cosas durante el día. No se mueven todo lo que deberían, y se sienten cansados y fatigados todo el tiempo. Sin embargo, otro problema que puede surgir cuando no hace ejercicio es que no está permitiendo que el cuerpo se limpie por sí mismo a través de los procesos naturales que conlleva la actividad física.

Es posible que el ejercicio sea suficiente para inducir la autofagia, especialmente cuando realiza un entrenamiento más intenso al menos unas veces a la semana. Esto se debe a que, al igual que el ejercicio, la autofagia responderá al estrés en el cuerpo, y el ejercicio funcionará creando un poco de daño a los tejidos y músculos. Estos daños son pequeños y no son tan importantes, pero son una parte natural del proceso de desintoxicación que viene con la autofagia.

El daño que ocurre puede ser natural, pero, posteriormente, el cuerpo reparará estos pequeños daños. Esto ayudará a limpiar el cuerpo y puede garantizar que se vuelva más delgado y fuerte en el proceso. Incluso pequeños períodos de ejercicio unas cuantas veces a la semana pueden ser suficientes para activar este proceso.

Además, las investigaciones demuestran que el ejercicio ayuda a aumentar la cantidad de flujo sanguíneo y vasodilatación que se produce en todo el cuerpo. Este aumento en el flujo sanguíneo puede hacernos sentir mejor, y acelerar el proceso de limpieza.

Un estudio que se realizó en roedores involucró sustancias animales que hicieron de sus autofagosomas un color verde brillante. Estas son las estructuras que rodean los desechos de las células o las otras partes que el cuerpo va a reciclar. Se descubrió que cuando los roedores corrían en la cinta durante al menos 30 minutos, la cantidad de color verde brillante terminaba aumentando.

Esta velocidad pareció seguir aumentando hasta que los roedores alcanzaron aproximadamente 90 minutos de carrera. Esto significa que lograron demoler sus células simplemente corriendo y haciendo algo de cardio. Definitivamente, el ejercicio puede ser una forma rápida para que el cuerpo produzca la autofagia por sí mismo y le haga sentir mejor en un corto período de tiempo.

La buena noticia es que cualquier tipo de ejercicio puede ser eficiente. No tiene que pasar horas en la máquina para inducir la autofagia. Cualquier tipo de entrenamiento que sea un poco más alto en intensidad y que pueda aumentar su ritmo cardíaco, lo ayudará con este proceso. Deberá realizar entre 20 y 30 minutos de este tipo de ejercicio para saber cómo ocurre el proceso autofágico. En ocasiones, aumentar la duración puede ayudar también.

Esto significa que es hora de implementar un programa de ejercicio eficiente de manera regular en su rutina diaria. Existen muchos ejercicios distintos, y puede descubrir que implementar algunos de ellos en su rutina, y combinarlos un poco, puede hacer que sea más fácil seguir un plan de ejercicio para no desistir. Intente combinar una mezcla de flexibilidad y estiramiento, entrenamiento con pesas y ejercicios cardiovasculares para obtener mejores resultados.

Dieta Cetogénica

Si no está interesado en practicar alguno de los ayunos de los que hemos hablado en esta guía, pero está interesado en iniciar el proceso de autofagia, entonces seguir la dieta cetogénica puede ser la respuesta que está buscando. Este es un excelente plan de dieta que reduce la cantidad de glucosa que ingiere, ya sea en forma de carbohidratos o azúcares, y obliga al cuerpo a realizar el mismo proceso de quema de grasa en forma rápida. Sin embargo, puede quemar grasa sin tener que pasar largos períodos de tiempo sin comer.

Cuando hablamos de la dieta cetogénica, entendemos que es una dieta muy baja en carbohidratos, moderada en proteínas y alta en grasas. Esto es todo lo contrario de lo que estamos acostumbrados en una dieta americana tradicional, razón por la cual es exitosa para tantas personas. La idea con esta dieta es que debemos ingerir la mayor cantidad de calorías provenientes de las grasas que se encuentran en los alimentos y la menor cantidad posible de calorías de los carbohidratos.

Primero, hablemos de las grasas. Se recomienda que ingiera del 60 al 75% de sus calorías diarias provenientes de las grasas. Este es un número alto y puede tardar un poco en adaptarse, pero es muy efectivo para convertir su cuerpo en una máquina para quemar grasa y puede ayudarle a mantenerse satisfecho y concentrado. Existen muchas fuentes de grasas saludables, como la mantequilla, el aceite de oliva e incluso las grasas que se encuentran en diversos tipos de carne.

Luego vienen las fuentes de proteína. Usted deberá obtener aproximadamente el 20% de sus calorías diarias de las proteínas. Esto asegura que está obteniendo suficiente proteína para mantener los músculos fuertes y delgados, especialmente si está llevando a cabo un plan de ejercicios, pero también asegura que la mayoría de sus calorías provendrán de la grasa de la que hablamos antes. Existen muchas fuentes de proteína con las que puede probar. Puede concentrarse principalmente en las fuentes de proteína que también tienen una mayor cantidad de grasa, pero cualquier fuente de proteína puede servir. Solo asegúrese de mantenerse alejado de las opciones empanizadas y fritas, ya que estas agregarán más carbohidratos en comparación con lo permitido en este plan de dieta.

Y, finalmente, debemos centrarnos en mantener nuestra ingesta de carbohidratos lo más baja posible. Se recomienda que solo mantenga cerca del 5% de sus calorías diarias reservadas para su consumo de carbohidratos. A veces, esto puede ser difícil de seguir, pero garantiza que puede inducir el proceso de cetosis. Al elegir sus carbohidratos, no los desperdicie en alimentos como la pasta, los postres y otros productos horneados, etc. En su lugar, asegúrese de elegir una gran variedad de verduras, y quizás algo de fruta, para que pueda obtener una mayor nutrición de los pocos carbohidratos que pueda consumir.

El objetivo de limitar los carbohidratos en la dieta cetogénica es garantizar que su cuerpo ingrese a la cetosis. Con este proceso, el cuerpo puede renunciar a su dependencia de la glucosa y, en cambio, se centrará en el uso de las grasas, ya sea las grasas que comemos o las grasas que se almacenan en el cuerpo, para ayudar a mantenerlo energizado y funcionando correctamente. Esta es una excelente manera de limpiar el cuerpo y puede hacer que la persona se sienta más saludable porque ya no tiene que depender de la glucosa.

Algunas personas que están lidiando con problemas de salud diferentes, o aquellas que quieren perder peso, pueden encontrar que es mejor seguir una combinación de ayuno y la dieta cetogénica. Agregar estos dos elementos puede ayudar al cuerpo a lograr el proceso autofágico. Dicho esto, el ayuno no es la opción adecuada para algunas personas. Si este es su caso, entonces puede ser recomendable seguir la dieta cetogénica y conocer los beneficios que puede proporcionar a su cuerpo.

Dormir lo suficiente

El hecho de no dormir lo suficiente puede interferir con el proceso de autofagia. Esto se debe a que gran parte de este proceso ocurrirá mientras estamos dormidos cuando no tenemos nuestros recursos energéticos destinados a otras actividades.

En un estudio realizado en animales, se confirmó que la falta de sueño alteró el proceso de autofagia, permitiendo que todas las células muertas y dañadas se quedaran en el cuerpo. Lo que esto significa es que deberá asegurarse de dormir lo suficiente cada noche y de realizarlo en el mismo horario para obtener mejores resultados.

En la actualidad, a veces es difícil conseguir la cantidad de sueño que realmente necesitamos, ya que pasamos mucho tiempo trabajando, yendo a la escuela, apresurándonos en nuestras actividades, tratando de reunirnos con amigos, limpiando la casa e intentando realizar otras cosas durante el día. Luego, al final del día, todavía continuamos haciendo más trabajo o nos distraemos con las redes sociales y otras actividades. No es raro pasar muchas noches sin dormir de ocho a nueve horas, tiempo que se necesita para ver el proceso autofágico en acción.

Existen varias opciones que puede hacer para asegurarse de dormir lo suficiente diariamente. Algunos consejos incluyen:

- Establezca una hora para dormir: y continúe con esa rutina, incluso los fines de semana y otros días de descanso. Cuanto más precisa pueda mantener su hora de dormir, mejor. Si puede dormirse a la misma hora cada noche, puede hacer que sea más fácil levantarse a la mañana siguiente. Incluso si tiene un día libre o no tiene actividades por hacer al día siguiente, es importante seguir el mismo horario para irse a la cama y levantarse.

- Adaptarse a una rutina: lo mejor que puede hacer cuando intenta dormir lo suficiente es establecer una rutina para irse a la cama. El punto de esto es que una vez que el cuerpo se acostumbre a la rutina, tan pronto como comience a trabajar, el cerebro comenzará a prepararse para quedarse dormido y no tendrá que trabajar como antes. La rutina de irse a la cama no tiene que ser algo demasiado complicado y difícil de seguir. Podría hacerlo tan simple como bañarse, cepillarse el cabello, cepillarse los dientes, leer un capítulo de un libro y luego irse a la cama.

- Apague su teléfono y evite su uso: el uso del teléfono y otros dispositivos puede alterar sus patrones de sueño. Es mejor apagar el teléfono, la computadora portátil y dejar de ver la televisión al menos un poco antes de que esté listo para irse a la cama. Esto puede ser muy beneficioso para el cerebro y el cuerpo, y ayuda a que quedarse dormido sea mucho más fácil.

• Dedique algo de tiempo para leer: después de un largo día de trabajo, de la escuela o de cualquier otra actividad, a menudo es difícil descansar. Debe tener un tiempo transitorio entre todo el estrés diario y la hora en que duerme. Aunque sean unos minutos, incluso solo quince minutos, leer al final del día puede ayudarle a mantener la calma y hacer que sea más fácil conciliar el sueño.

• Apague las luces: no duerma con la luz encendida. La luz puede interrumpir su sueño y confundir al cuerpo. Si necesita tener una luz encendida, mantenga una pequeña luz nocturna en algún lugar apartado de la cama.

• No encienda el televisor en su habitación: una de las peores cosas que puede hacer cuando se trata de su rutina de sueño y de lo profundamente que duerme es tener un televisor en su habitación. Algunas personas afirman que esta es la única forma en que logran conciliar el sueño, pero, en realidad, puede alterar su ciclo REM. Retire el televisor de su habitación y reemplácelo con música relajante y observe la diferencia.

• Mantenga la habitación un poco más fría de lo normal: la mayoría de las personas duermen mejor cuando la habitación se encuentra a una temperatura ligeramente más fresca. No es necesario que se mantenga completamente fría, pero tampoco intente mantenerla demasiado caliente. Puede cubrirse con una manta adicional si es necesario.

• Póngase cómodo: es más difícil conciliar el sueño si se siente incómodo. Consiga suficientes almohadas, o invierta en algunas nuevas, encuentre ropa para dormir que le haga sentir cómodo e incluya algunas mantas adicionales en su cama. Cada persona encontrará confort de manera diferente cuando se trata de sus hábitos para dormir, así que intente lo que mejor le funcione.

• El silencio es lo más recomendable, pero puede utilizar sonidos de la naturaleza o música clásica si es necesario: el silencio es a menudo la mejor manera de quedarse dormido, ya que evitará que se sienta abrumado por los ruidos que se producen a su alrededor. Sin embargo, para algunas personas, el silencio es demasiado complicado para quedarse dormido. Si este es su caso, entonces puede escuchar música tranquila. La música clásica o los sonidos de la naturaleza son recomendables para conciliar el sueño.

No hay nada mejor que dormir lo suficiente. Puede ser difícil que esto suceda y seguir una rutina. Sin embargo, si realmente desea ver los resultados de sus esfuerzos, especialmente si está trabajando en una de las otras opciones, entonces asegúrese de implementar un buen horario para dormir.

Consumir los Alimentos Apropiados

Anteriormente mencionamos este tema cuando hablamos del ayuno y la dieta cetogénica para ayudar a inducir la autofagia, pero seguir una dieta saludable es una de las mejores cosas que puede hacer para lograr que la autofagia se induzca en su cuerpo. Si su cuerpo no recibe los nutrientes que necesita para mantenerse saludable, no podrá llevar a cabo todos los procesos importantes que se necesitan para mantenerlo en movimiento, ya sea que estos procesos incluyan o no a la autofagia.

Algunos de los alimentos que debe considerar agregar a su dieta para ayudar con el proceso autofágico incluyen:

• Cúrcuma

• Aceite de coco

- Té verde
- Café
- Jengibre

Por supuesto, seguir una dieta balanceada que incluya muchos nutrientes y minerales saludables, como los que puede obtener de las frutas y verduras, es la mejor manera de ingresar a este proceso. Estos nutrientes son clave cuando llega el momento de ayudar al cuerpo a eliminar los desechos de manera más efectiva.

Ayuno de Proteína

Este es otro método de ayuno, pero es un poco diferente a los anteriores. Se le permite comer, pero limitará la cantidad de proteína que consume durante un corto período de tiempo. Descubrirá que es posible obtener los mismos beneficios que ofrece la autofagia simplemente consumiendo proteínas en su ayuno. Para que esto funcione, ocasionalmente debe practicar un ayuno en el que coma de manera normal, pero en el que ingiera 25 gramos de proteína menos por día.

La idea principal de este tipo de ayuno es permitirle a su cuerpo tener un día completo para reciclar proteínas desgastadas. Es posible que estas proteínas no hayan tenido oportunidad de liberarse de su cuerpo, ya que al quedarse causan inflamación.

Este tipo de plan de alimentación permitirá que el cuerpo limpie todas las células, sin tener que preocuparse por la pérdida muscular, lo que le ayudará a mantenerse delgado y en forma. Estos ayunos, o la falta de proteína, solo durarán unos días, por lo que no se perderá la proteína que el cuerpo necesita.

De acuerdo con un estudio sobre este tipo de ayuno, cuando puede limitar la cantidad de proteína que ingiere, obligará al cuerpo a consumir las proteínas que ya están presentes en el cuerpo, las que no ha usado todavía y se están volviendo tóxicas en las células. La forma en que este plan de alimentación elimina las células es que se une a las toxinas que se encuentran en el citoplasma de la célula y luego las expulsa.

Otros estudios muestran cómo un poco de deficiencia de proteínas puede ayudar a inducir el proceso de autofagia porque funciona de manera similar a la del ayuno, pero no eliminará todos los otros nutrientes, o pasará largos periodos sin comer. Esto se debe a que tener deficiencia de proteínas reduce los niveles de mTOR y de insulina, los cuales trabajan juntos para controlar el crecimiento celular y el metabolismo.

Reducir sus niveles de mTOR, y luego volver a construirlos es muy beneficioso para ayudar al cuerpo a construir y reparar las células, lo que lleva a tener músculos más magros en todo momento. Este tipo de proceso también ayudará a controlar el envejecimiento, así como a prevenir enfermedades como la diabetes, el cáncer y enfermedades cardíacas.

Algo importante a tener en cuenta es que no necesita limitar la cantidad de proteína que consume a diario. De hecho, tener este tipo de déficit durante mucho tiempo no es recomendable. Necesita incluir proteínas en su dieta para ayudar a desarrollar los músculos y ayudar con muchos otros procesos importantes que ocurren en todo el cuerpo. Sin embargo, hacer este tipo de ayuno de manera ocasional puede dar tiempo al cuerpo para limpiar el exceso de proteínas que se encuentran en las células, lo que le permite ser más eficiente en su trabajo.

Si decide practicar el ayuno de proteína, puede realizarlo entre 24 y 36 horas, solo una vez a la semana. Algunas personas deciden practicarlo dos veces a la semana y siguen el método similar al que se encuentra en la dieta 5:2. Recuerde, puede ingerir alimentos durante este tipo de ayuno, pero deberá reducir los gramos de proteína que ingiere durante ese tiempo. Los niveles de otros nutrientes pueden permanecer prácticamente iguales.

El ayuno de proteína puede ser una excelente opción para ayudarle a inducir la autofagia. Promueve muchos de los mismos beneficios e induce la autofagia de manera similar a algunos de los ayunos que hemos analizado en esta guía, sin tener que pasar mucho tiempo ayunando y sintiéndose hambriento. Es posible que desee probar este método antes de comenzar un ayuno regular si está interesado en obtener los beneficios de la autofagia, pero tiene una condición médica que dificulta el ayuno tradicional.

Como puede ver, existen métodos diferentes que puede utilizar para inducir la autofagia. Si bien el ayuno es a menudo el mejor y más eficiente método y el que la mayoría de la gente elige usar, otros métodos también pueden ser efectivos. Si le preocupa practicar un ayuno tradicional, o está buscando otro método que no requiera pasar hambre, entonces considere un ayuno de proteína, la dieta cetogénica o el ejercicio.

Capítulo 7: Los Resultados

Si desea seguir un régimen de ayuno o cualquier otro plan de alimentación, una de las primeras cosas que debe establecer, después de determinar las reglas que lo respaldan, es el resultado que desea lograr. Nadie desea pasar semanas en un plan, pasar por momentos sin comer y trabajar en su fuerza de voluntad solo para descubrir que los resultados reales de ese ayuno es solo 1 kilo menos en tres meses.

Frecuentemente, una de las piezas clave para encontrar la motivación correcta que necesita para seguir con un cambio de estilo de vida o una dieta es tener el conocimiento y la confianza de que funcionará. Leer sobre el éxito de los demás cuando hicieron un plan de alimentación y nutrición, ayuno o de cualquier otro tipo puede ayudarle a convencerse de que es posible lograrlo. Puede sentirse más seguro de que, dado que esas personas perdieron peso, usted también puede hacerlo.

En este capítulo, revisaremos algunas de las diversas historias de éxito que han surgido en relación con el ayuno, y las hemos dividido en función de los diferentes métodos que se utilizaron para obtener los resultados. Esto le ayudará a convencerse que el ayuno realmente es efectivo y puede ser la opción adecuada para usted. También puede ayudarle a elegir cuál de los métodos de ayuno es el mejor en caso de estar indeciso.

La Historia de Linda Christie

Linda Christie tenía 65 años y vivía en Ashford, Kent, cuando decidió probar el método 5:2 para el ayuno. En solo seis meses, perdió un total de 19 kilos y pasó de una talla 16 a una talla 10. De acuerdo con Linda, al llegar a la edad de 60 años, la salud se convierte en una prioridad. Tenía el objetivo de estar en forma y activa durante los próximos años para poder mantenerse al día con sus nietos pequeños, en lugar de vivir la vida como una anciana enferma.

En 2012, escuchó a alguien hablar acerca del ayuno intermitente en la televisión. Estaba intrigada por las promesas de salud y longevidad, por lo que decidió intentarlo. Antes de ese tiempo, ella había pesado alrededor de 76 kilos. Muchas personas consideraban que no tenía sobrepeso, pero sabía que los kilos de más estaban afectando su salud; notó que el peso provocaba dolor en sus rodillas, y agacharse para ponerse los zapatos era un gran desafío.

Linda descubrió que los primeros días en el ayuno de 5:2 fueron difíciles, ya que luchó para sobrellevar ese periodo. Sin embargo, pronto se dio cuenta de que estaba perdiendo alrededor de 1 kilo cada semana, y eso le brindó mayor motivación para continuar. Como cuidaba a sus nietos unos días a la semana, planeaba sus días de ayuno en los que no los cuidaba.

Para su método, omitía el desayuno, luego comía un plato de sopa para el almuerzo y luego otro plato en la noche con algunas verduras. Dependiendo de cómo se sentía, a veces decidía hacer un tercer ayuno los sábados. Sin embargo, el domingo siempre fue su día libre para disfrutar de algunos postres en la iglesia y tal vez un pequeño placer en los ensayos del coro esa noche.

Ahora que ha alcanzado su meta de pesar 57 kilos, Linda hizo algunos ajustes a su ayuno y solo continuó ayunando los martes. Esa es una de las mejores partes de hacer este tipo de ayuno. Puede realizar los ajustes necesarios en su rutina diaria, antes o después de alcanzar sus metas, para asegurarse de mantenerla a largo plazo.

La Historia de Terri Durrant

Terri Durrant tenía 56 años cuando comenzó con la dieta 5:2. A lo largo del tiempo que probó este método, perdió cerca de 13 kilos y pudo mejorar considerablemente su salud. De acuerdo con Terri, antes de seguir este plan nutricional, sufría muchos problemas de salud. Cuando era más joven, había sido nadadora en Gran Bretaña, pero todo ese ejercicio había hecho estragos en su cuerpo y, como resultado, estaba sufriendo problemas en las rodillas y en la espalda.

A la edad de 40 años, Terri notó que su peso había incrementado a casi 84 kilos, lo que provocó tener que reemplazar su rodilla por completo. Esto significó que Terri estuvo sin moverse durante mucho tiempo, lo que hizo muy difícil que perdiera peso, a pesar de haber intentado otros planes de alimentación. Después de sufrir otros problemas de salud, Terri comenzó el 2014 sintiéndose poco saludable e incapacitada.

Una amiga suya le recomendó la versión 5:2 de ayuno, y ella decidió intentarlo, eligiendo los martes y los jueves como sus días de ayuno. Lenta y constantemente, el peso comenzó a desaparecer. Le llevó tres meses perder 3 kilos, pero al ayunar durante seis meses, había perdido más de 6 kilos. Ella fue capaz de reducir el tamaño de su ropa de 16-18 a 12-14.

Por supuesto, Terri afirma que la mejor parte de este ayuno es que tuvo un gran impacto en su salud. Ahora puede mantenerse activa con sus 8 perros, los cuales son perros de exhibición, y como es profesora de natación, se ha dado cuenta de que ahora es menos probable que atrape algún virus, incluyendo los problemas de pecho y la bronquitis.

Terri ha decidido quedarse por ahora con el ayuno dos veces por semana, porque quiere poder llegar al peso de 57 kilos. Sin embargo, durante esos ayunos, por lo general realiza dos comidas pequeñas, una a las dos de la tarde y luego otra cuando llega a casa del trabajo alrededor de las nueve de la noche. Después, ella se asegura de beber suficiente agua durante todo el día. Descubrió que seguir una rutina fija le ayuda a mantenerse enfocada y así obtener mejores resultados.

Mimi puede Esperar para la Comida

Mimi es otra historia inspiradora que demuestra cómo puede funcionar el ayuno para ayudarle a perder peso y mejorar su salud. En junio de 2014, pesaba casi 109 kilos y sabía que era el momento de hacer algunos cambios en sus patrones de alimentación poco saludables que había desarrollado a lo largo de los años. Ella había probado muchos planes de dieta diferentes a lo largo de su vida e incluso trabajó con supresores naturales del apetito con la esperanza de ayudarla a controlar su apetito, que nunca parecía desaparecer. Incluso estaba en un punto de tener miedo de perder peso porque temía que perder peso, al principio, solo resultaría en que pesara más al final.

Mimi decidió iniciar el proceso de manera ligeramente diferente y se centró en ayunar con la dieta militar. Después de reunirse con algunos amigos que practican el Ramadán, sintió curiosidad por los beneficios espirituales y de salud que podrían derivarse de ello. Decidió que podría ser el momento de intentarlo y ver cómo funcionaba.

Decidió ayunar durante 30 días. No se le permitió ingerir nada durante el día, excepto café, agua y otras bebidas sin calorías. Luego, por la noche antes de acostarse, podía comer lo que quisiera. Esto le permitió obtener muchos de los nutrientes que su cuerpo necesitaba, permitiéndole un poco de excesos, asegurando que quemaría mucha grasa durante todo el día.

Para el 2016, Mimi había logrado perder 33 kilos en total, pesando casi 74 kilos de los casi 109 que había pesado. Se dio cuenta de que su salud había mejorado, tenía mucha más energía y que este tipo de ayuno no era tan difícil de seguir como había pensado. Decidió continuar con este tipo de ayuno para averiguar hasta dónde podía llegar.

Zach y la Dieta Bulletproof

Zach, un ejecutivo de negocios, decidió seguir las reglas del ayuno intermitente, pero lo hizo un poco diferente. En lugar de deshacerse de todas las calorías que había en su dieta durante el periodo de ayuno, decidió utilizar el método de ayuno intermitente Bulletproof. Con este método, se permite beber un poco de café Bulletproof por las mañanas.

El ayuno intermitente Bulletproof es muy similar al ayuno intermitente, pero con la adición de una taza de café Bulletproof por la mañana, en lugar de no comer en absoluto. Las grasas saludables que provienen de la mantequilla orgánica, junto con el aceite Brain Octane, le ayudarán a obtener energía saludable y constante para mantenerse activo durante todo el día. Las toxinas más bajas que se encuentran en las judías ayudarán a optimizar la función cerebral y la pérdida de grasa con cafeína de alto octanaje. Y el aceite asegurará que su metabolismo se acelere en un 12% y aumente su producción de cetona significativamente.

Por supuesto, si practica este método, debe asegurarse de seguir una dieta saludable en su rutina. El café Bulletproof puede ayudarle a mantenerse satisfecho, le proporciona energía y le asegura que es menos probable que coma en exceso durante el día. Sin embargo, no le ayudará si elige comer galletas Oreo y Pop Tarts durante el resto del día.

Zach estaba acostumbrado a depender del azúcar para proporcionarle la energía necesaria para realizar sus actividades y, como resultado, esto le llevó a un círculo vicioso en el que tenía sobrepeso. Después de seguir este tipo de plan nutricional, logró perder un kilo por día durante 75 días, sin sentirse demasiado hambriento.

Además de perder mucha grasa, Zach notó que se sentía más concentrado a lo largo del día, estaba más alerta y nunca se sentía limitado, a pesar de que no estaba comiendo mucho. No tuvo que tomar esteroides ni seguir otros métodos para ver los resultados. Simplemente tenía que dejar de comer alrededor de las ocho de la noche, y luego, en lugar de desayunar, tomaba un café Bulletproof y después esperaba hasta el almuerzo para comer.

Estas son solo algunas de las diferentes historias de éxito que han surgido en lo que respecta al ayuno intermitente. Y existen muchas historias más. Al practicar uno de estos ayunos, o incluso un ayuno prolongado, mejorará su salud considerablemente, asegurándose de que el proceso de autofagia se induzca en su cuerpo.

Capítulo 8: Preguntas Frecuentes Acerca de la Autofagia y el Ayuno

Como hemos mencionado anteriormente, la autofagia es el proceso donde el cuerpo descompone las células desgastadas y dañadas para desecharlas. Cuando ocurre la autofagia, las células pueden usar estos desechos como energía para mantenerse activas. Este es un proceso natural que debería estar ocurriendo en nuestro cuerpo, pero debido a los malos hábitos alimenticios y dietéticos, este proceso a menudo se retrasa o nunca ocurre.

Estos componentes rotos y dañados son completamente normales. Cuando respiramos, nos ejercitamos, o simplemente vivimos, el cuerpo va a descomponer las células y otros componentes. Eso es solo el funcionamiento saludable de su cuerpo, lo que deja espacio para nuevas células. Las nuevas células pueden hacer su trabajo y usted se siente bien con las actividades que tiene que hacer de un día para otro.

El problema viene cuando no ocurre la autofagia. Debido a las dietas poco saludables que seguimos y a todos los demás entornos tóxicos que nos rodean, como la falta de ejercicio, los malos hábitos y, en general, no cuidar nuestra salud, hemos desactivado el proceso de autofagia. Recuerde, el cuerpo necesita pasar por algún tipo de estrés, como el ayuno o el ejercicio, para entrar en este proceso autofágico. Si nunca experimenta ese estrés, entonces simplemente se mantendrá inactivo y causará estragos en su cuerpo.

Con el proceso autofágico desactivado, todavía existe el problema de las proteínas gastadas y dañadas, y las partes celulares que están adheridas por todo el cuerpo. Esto siempre va a ocurrir. Incluso alguien que se considera extremadamente saludable tendrá estos residuos producidos en su cuerpo. Es la forma en que el cuerpo trabaja para repararse a sí mismo y la forma en que obtiene nuevos componentes para que se sienta bien y todo funcione como debe.

Con un cuerpo sano que promueve la autofagia, esos desechos se utilizarán como energía y luego pasarán a través del cuerpo. Sin embargo, cuando la autofagia no se produce porque el cuerpo nunca pasa por uno de esos factores estresantes, entonces los desechos simplemente se van a quedar adheridos dentro del cuerpo, y esto no es recomendable.

Cuando todos estos desechos permanecen en el cuerpo y no tienen a dónde ir, esto conduce a una serie de problemas. En primer lugar, sin un proceso para revisarlos y limpiarlos, e incluso para descomponerlos, estos desechos solo se mantendrán estancados donde se colocaron originalmente. Esto evita que nuevas células y proteínas entren y hagan el trabajo de manera más eficiente para usted.

Piense en ello como tener un auto. Puede mirar dentro y ver que algunas piezas son nuevas y algunas han estado activas desde que se fabricó el auto por primera vez. Solo con mirarlo, puede saber qué partes van a funcionar mejor y cuáles no. Las partes más nuevas funcionarán de la manera más eficiente y harán el trabajo sin ningún problema. Sin embargo, las partes más desgastadas van a causar problemas, pueden desgastarse en las partes más nuevas, que tienen que realizar un poco de trabajo extra para mantener las cosas en marcha, y no pasará mucho tiempo hasta que se eliminen por completo. Simplemente reemplazando estas partes más desgastadas, puede mejorar el funcionamiento del automóvil.

Lo mismo ocurre en su cuerpo. Debe poder deshacerse de todos los desechos, para que no interfieran con las partes más nuevas, e incluso pueden hacer que otras partes del cuerpo trabajen más de lo normal, lo que hace que otras partes se vuelvan viejas y desgastadas al mismo tiempo.

Además, se sabe que todos estos desechos que se encuentran estancados causan inflamación. Esto puede ser la causa raíz de muchas enfermedades graves, desde presión arterial alta hasta cáncer y artritis, e incluso otras más. La autofagia puede ayudar a resolver este problema.

Esta guía ha explicado muchos de los métodos que puede utilizar para lograr este proceso y ayudarle a aprovecharlo al máximo una vez que comienza. Además, estas son algunas otras cosas que debe saber antes de decidir comenzar el ayuno e inducir el proceso autofágico.

¿Realmente Necesito la Autofagia?

Es muy importante inducir la autofagia a través de las células. Un proceso natural del cuerpo es desechar diversos componentes. Estos componentes envejecerán y se dañarán por el uso y desgaste normal de las actividades diarias. La autofagia garantiza que todas estas partes se retiren del cuerpo, sin que se interpongan en el proceso.

Sin la autofagia, los componentes rotos y dañados solo se adherirán en el cuerpo. Se interpondrán en el proceso de la formación de nuevos componentes. El cuerpo continuará usando las mismas partes desgastadas y dañadas, lo que nunca es recomendable para ayudarle a combatir enfermedades o sentirse mejor. Con el tiempo, esos componentes comenzarán a causar inflamación y pueden ser la razón por la que padece una variedad de enfermedades diferentes, incluidas las relacionadas con el envejecimiento.

La autofagia asegura que esto no suceda. Cuando se permite que las partes más desgastadas sean eliminadas del cuerpo, brinda a las partes nuevas la oportunidad de crecer y prosperar. Esto ayuda a darle más energía, hace que sea más fácil perder peso y puede prevenir una gran cantidad de enfermedades graves.

¿El Ayuno es Malo para Mí?

A muchas personas les preocupa que ayunar sea malo para ellos. Les preocupa que pueden dañar sus cuerpos y entrar en modo de inanición. Sin embargo, se necesita mucho más que solo unas pocas horas de ayuno antes de ingresar al modo de inanición, y no ocurrirá con ninguno de los métodos de ayuno de los que hablamos en esta guía, a menos que sea realmente necesario.

Para entrar en el modo de inanición, el cuerpo tiene que pasar mucho tiempo sin comer o con una nutrición mínima. El cuerpo tiene que sentir que se está perdiendo la comida y que necesita preservar lo que ya tiene, por lo que ralentiza el metabolismo. Sin embargo, si realiza un ayuno de solo 24 horas o menos, y se asegura de comer suficientes alimentos saludables y nutritivos durante su ventana de alimentación, entonces el modo de inanición no será un problema.

La verdad es que el ayuno tiene muchos beneficios para la salud que pueden hacerle verse y sentirse increíble. El ayuno le ayudará a perder peso, deshacerse de la grasa abdominal, disminuir la presión arterial, reducir los niveles altos de colesterol, reducir la niebla mental y otros problemas mentales, etcétera. En algunas ocasiones, incluso un poco de ayuno le ayudará a ver grandes mejoras en su salud en general, todo gracias al proceso autofágico.

¿Cómo Puede el Ayuno Ayudar con la Autofagia?

El ayuno es una de las mejores maneras de entrar en el proceso de autofagia. Diversos estudios han demostrado que cuando el cuerpo no utiliza la glucosa disponible para obtener energía, utilizará la grasa almacenada. Este proceso también instigará la autofagia, que ayuda a eliminar todas las toxinas y las partes muertas y dañadas del cuerpo que se están interponiendo y causando enfermedades y otros problemas.

Lo más recomendable es practicar un ayuno que dure aproximadamente 16 horas. Recuerde, transcurren aproximadamente 12 horas desde su última comida antes de que comience el proceso de quema de grasa. Las 16 horas garantizan que pueda pasar al menos unas pocas horas quemando grasa y produciendo la autofagia en todo el cuerpo. Cuanto más ayune, más grasa quemará y obtendrá mejores resultados.

¿Cómo Inducir la Autofagia sin Ayunar?

El ayuno es una de las formas más rápidas y eficientes de ingresar en el proceso autofágico. Solo tiene que ayunar durante un período muy corto de tiempo para ver el inicio de este proceso. Dicho esto, hay otras opciones que puede utilizar para ayudar a llevar a cabo el proceso de autofagia y ayudar a su cuerpo a estar en la mejor forma posible.

Si no está interesado en el ayuno, si no es una opción recomendable para usted, o si está interesado en mejorar su método de ayuno, existen otras opciones disponibles. Otras formas de asegurarse de aprovechar al máximo el proceso autofágico incluyen comenzar la dieta cetogénica, ingerir los alimentos correctos, dormir lo suficiente y agregar una buena rutina de ejercicios a su vida.

¿El Ayuno es Recomendable para Todos?

El ayuno puede ser efectivo para casi cualquier persona que desee inducir el proceso autofágico y para aquellos que quieran perder peso y ayudar a reducir una serie de afecciones de salud. Sin embargo, hay algunas personas que pueden encontrar que el ayuno no es la mejor opción para ellos.

Primero, si está embarazada, amamantando o pensando en quedarse embarazada en un futuro próximo, entonces el ayuno no es recomendable para usted. El ayuno restringe los nutrientes que ingiere durante el día. Si bien debería poder recuperarlos durante su período de alimentación, descubrirá que estas condiciones requieren que reciba un flujo constante de nutrición durante todo el día. Es mejor evitar el ayuno y esperar hasta que nazca su bebé o después de que termine de amamantar.

Así mismo existen una serie de problemas de salud que pueden agravarse cuando se trata de ayunar. La diabetes tipo 1 no siempre es lo más recomendable para realizar uno de estos ayunos, y es posible que note que quienes tienen una condición de tiroides a menudo se les dice que no deben ayunar. Si le preocupa cómo se verá afectada su salud si decide ayunar, asegúrese de consultar la situación con su médico.

¿Cuál es la Duración del Ayuno Indicada para Mí?

Como mencionamos en esta guía, existen métodos de ayuno diferentes que puede elegir para ayudar a mejorar su salud. Mientras continúe en un ayuno durante al menos 12 horas, aunque generalmente se recomiendan 16, entrará en el proceso autofágico. Por lo tanto, cualquiera de los diferentes métodos de los que hemos hablado puede funcionar para ayudarle a obtener resultados.

El método que funcione mejor para usted puede ser diferente en comparación con lo que funciona para otra persona. Si tiene dudas acerca de comenzar un ayuno, o le preocupa cómo puede agravar una condición que ya tiene, puede elegir uno de los ayunos diarios más fáciles, como el método 16/8. Por otro lado, si realmente quiere perder mucho peso de manera rápida y obtener resultados en poco tiempo, o si quiere ayudarle a su cuerpo a curar una condición de salud que lo ha estado intrigando, entonces puede probar con el ayuno alternativo.

Capítulo 9: Consejos y Recomendaciones para Facilitar el Ayuno

Si bien existen otros métodos que puede utilizar para inducir el proceso de autofagia, la mayoría de las personas consideran que el ayuno es el método más fácil y eficiente que existe. Le proporciona resultados rápidos, existen muchas opciones diferentes para ayudarle y no es demasiado difícil de seguir. Dicho esto, es un gran cambio respecto de la forma en que se alimentó en el pasado, y para algunas personas puede ser difícil acostumbrarse al principio.

El ayuno no pretende ser un proceso difícil, solo requiere un poco de ajustes y algunos trucos para que funcione. Algunos de los mejores trucos que puede seguir para obtener resultados cuando comienza a ayunar incluyen:

Empezar Después de la Cena

Un truco que puede probar cuando esté listo para comenzar con el ayuno es asegurarse de comenzar a ayunar después de terminar la cena. Existen varios beneficios al elegir esta opción como punto de partida.

El primer beneficio es que no se irá a la cama con hambre. Ir a la cama con hambre nunca es una experiencia positiva y es una de las razones principales por las que muchas personas terminan fracasando, o al menos en verdad sufriendo, cuando se trata de ayunar. Es posible que tengan toda la intención de hacerlo correctamente, pero cuando se van a la cama con el estómago vacío y sin que se les permita comer debido al método que eligieron y la cantidad de tiempo restante en su ventana de ayuno, se sienten impotentes.

Al iniciar el ayuno después de la cena, obtiene el beneficio de ir a la cama con el estómago lleno, y solo eso puede hacer que el proceso sea mucho más fácil de sobrellevar. Es probable que pueda sentir hambre en algún momento del día siguiente, pero al menos habrá dormido bien la noche anterior.

Con este método, tendrá que omitir el desayuno a la mañana siguiente. Sin embargo, el hambre puede desaparecer rápidamente. Y si se mantiene ocupado en el trabajo, limpiando la casa o llevando a los niños a la escuela, etc., descubrirá que no pasa mucho tiempo hasta que llega a la hora del almuerzo y puede volver a comer. Este es uno de los métodos más fáciles y cómodos de seguir para obtener los mejores resultados.

Beber Suficiente Agua

Cuando realice un ayuno, o en cualquier momento de su vida, debe asegurarse de beber suficiente agua. El agua es importante para muchos aspectos de su vida. Puede ayudarle a sentirse hidratado y mantendrá alejados diversos efectos secundarios desagradables en su cuerpo. Puede ayudar a promover el proceso de autofagia y facilita la eliminación de todos los desechos que quedan atrapados en ese proceso. El agua puede ayudar a mantener alejada el hambre al ayunar.

Es muy importante que beba suficiente agua durante su ayuno. Es fácil deshidratarse durante este tiempo y, una vez que lo haga, muchos de los efectos secundarios negativos de los que hablamos anteriormente comenzarán a atormentarlo. Si desea limitar o reducir estos efectos secundarios, es importante que mantenga una botella de agua cerca de usted para mantenerse hidratado.

Asegúrese de beber un poco más de agua de la que normalmente tomaría durante el tiempo de ayuno. Recuerde, no está obteniendo agua de fuentes de alimentos durante este tiempo, lo que puede significar que está perdiendo hasta el 20% de su consumo líquido al ayunar. Agregar un poco más de agua a su rutina puede ayudar significativamente a mantener alejada la deshidratación.

Beber Agua Gasificada

Este punto va de la mano con el agua potable mencionada anteriormente, pero hay una razón ligeramente diferente. Le ayudará a mantenerse hidratado, y puede ser un buen cambio si ha estado bebiendo agua simple regularmente durante el ayuno. Para las personas que realizan el ayuno prolongado, el agua simple les aburrirá bastante rápido, pero agregar sabor al agua para hacerla más atractiva probablemente le ayudará con su ayuno.

Sin embargo, con el agua gasificada, puede cambiar un poco el tipo de agua que consume. Este cambio puede hacer que se sienta mejor y ayudar a mantenerse en el ayuno. Pero otro beneficio que se obtiene al beber agua con gas es que puede ayudarle a mantenerse satisfecho. Las burbujas son excelentes para llenar el estómago y hacer que sienta menos hambre que antes. Para aquellos que practican el ayuno intermitente, este puede ser el truco que necesita para que sea más sencillo.

El Café Puede Ayudar a Reducir el Hambre

Otra opción a tener en cuenta cuando necesite ayuda para controlar su apetito es tomar un poco de café. No deberá excederse porque, para algunas personas, la cafeína puede causar nerviosismo y sensación de malestar, especialmente si se consume con el estómago vacío. Sin embargo, tomar una taza de café por la mañana mientras está en su ayuno puede ser una excelente manera no solo de mantenerlo despierto, sino también de hacer desaparecer algunas de esas señales de hambre.

Si utiliza el café para ayudar a mantener alejada la sensación de hambre, asegúrese de que sea café negro. No puede agregar azúcar, crema o cualquier otra adición al café mientras esté ayunando. Esta puede ser la forma en que prefería tomar café en el pasado, pero esto no está permitido durante el ayuno, y evitarían la quema de grasa. Además, agregar esas dos cosas puede aumentar sus antojos durante el resto del día si no tiene precaución.

Encontrar Formas de Distracción

La parte más difícil de un ayuno se produce al pensar en la comida, o en cuánto tiempo tiene hasta que comienza su ventana de alimentación. Cuando se sienta hambriento, esto es lo único que pasará por su mente, y luego aparecerán los antojos, la tentación por la comida y la sensación de hambre comenzarán a hacer estragos, provocando que se sienta impotente. Cuando estas tres cosas comienzan a agruparse, es solo cuestión de tiempo antes de ceder y abandonar el ayuno.

En lugar de dejar que esto suceda, asegúrese de salir de casa, o al menos encuentre otras maneras de distraerse. Cuanto más pueda concentrarse en hacer otras cosas, menos tiempo y energía tendrá para concentrarse en el hecho de que no ha comido nada.

Hay muchas maneras diferentes en las que puede trabajar para distraerse de la sensación de hambre. Considere hacer de sus días de ayuno los que más trabaja. Luego puede sentarse y trabajar en todas sus actividades y otras tareas que necesita realizar, sin preocuparse de cuándo es el momento de comer. De hecho, muchas personas afirman que están más centradas y son más productivas al ayunar, por lo que esto puede ayudarle a acelerar el trabajo.

Si uno de sus días de ayuno ocurre durante un fin de semana u otro día cuando no está en el trabajo, entonces es mejor considerar buscar otras maneras de distraerse. Esto también puede ser especialmente importante para el ayuno prolongado. Limpiar la casa, trabajar en sus proyectos, leer, salir a caminar, entre otras actividades, puede ayudarle a concentrarse en algo que no sea su apetito.

Hacer ejercicio por la Mañana Antes de Finalizar el Ayuno y de Empezar a Comer

El ejercicio es una parte muy importante del ayuno y de asegurarse de obtener los resultados que desea. Puede ayudarle a quemar la glucosa más rápido, por lo que su cuerpo comienza a depender de la quema de grasa. Le ayuda a sentirse mejor y a tonificar su cuerpo. Puede ayudarle a mantener su tono muscular. Y todos los beneficios del ayuno se pueden magnificar cuando agrega el ejercicio.

Un método que ha tenido bastante éxito con el ejercicio y el ayuno es comenzar el entrenamiento justo al final del ayuno. Durante este tiempo, ha agotado la glucosa adicional que ha estado alojándose en su cuerpo y, con suerte, ha estado quemando grasa durante al menos unas pocas horas. Al iniciar su entrenamiento, el cuerpo seguirá dependiendo de la grasa, lo que intensificará los resultados de la quema de grasa que puede obtener.

Luego, al finalizar el ejercicio, puede ayudar al cuerpo a reponerse omitiendo su ayuno y comiendo algo. Esto garantiza que obtendrá algunos resultados adicionales para quemar grasa mientras sigue brindando al cuerpo los nutrientes que necesita después de un entrenamiento intenso. Deberá asegurarse de planear su alimentación para evitar comer demasiado y para ayudarle a proporcionarle a su cuerpo los nutrientes que necesita.

Por supuesto, hacer ejercicio en cualquier momento del día es muy beneficioso, por lo que, si encuentra que esperar hasta el final del ayuno es demasiado difícil, o simplemente no tiene el tiempo durante ese momento del día, no debe ser un problema. A algunas personas les gusta hacer ejercicio durante su ventana de alimentación, porque tienen los nutrientes para mantenerse activos en un entrenamiento más intenso. Algunas personas prefieren justo al inicio del ayuno para ayudar a quemar grasas más rápido. Usted puede elegir el programa de ejercicios que mejor se adapte a sus necesidades.

Evitar Contarle a Otros Acerca de su Ayuno

A menudo es mejor no dejar que otros sepan que está practicando el ayuno. En primer lugar, esto da muchas impresiones negativas, y muchas personas pueden preocuparse de que esté haciendo algo que pueda hacerle daño. Es posible que no entiendan por qué decidió hacerlo, y muchos pueden pensar que es una tontería y tratarán de convencerle de que no lo haga, pero usted tiene razones personales para practicar el ayuno, y ser firme en su decisión hará que todo el proceso sea mucho más fácil de seguir.

Contarles a otros que va a ayunar puede ser mal interpretado como "presumir" y, a veces, pueden hacer que fracase. No mire a los demás para obtener la motivación que necesita para tener éxito; en cambio, mire hacia adentro y vea si puede encontrar su propia motivación. ¿Cuál es la razón principal por la que quiere seguir este proceso? ¿Qué espera obtener del ayuno? Si puede responder estas preguntas, entonces está listo para comenzar.

Salir de Casa y Mantenerse Alejado de la Comida

Nada hace que el ayuno sea más difícil que simplemente sentarse en casa, esperar que termine su ventana de ayuno y que comience su ventana de alimentación. No solo se aburrirá, sino que también estará muy cerca de la comida durante este tiempo. Y es probable que siga pensando en comida hasta que coma un poco. ¿Cuánto tiempo considera que su resistencia y fuerza de voluntad podrán resistir a medida que tenga más hambre durante el día?

Está bien quedarse en casa siempre que tenga algo que hacer durante ese tiempo. Si tiene un proyecto en el cual trabajar, algún trabajo pendiente por completar, o incluso si planea pasar el día limpiando, entonces no hay mayor problema. Sin embargo, si descubre que está sentado en el sofá viendo la televisión, o vagando sin rumbo fijo, con la esperanza de encontrar alguna forma de acabar con el aburrimiento y no ceder ante el hambre o los antojos, esto inevitablemente le hará fallar.

Cuando esto último comienza a suceder, es hora de salir de casa. Incluso si solo sale a caminar un poco, es mejor que quedarse en casa, donde es probable que tome malas decisiones y consuma alimentos que no debería. Encuentre algunas cosas que hacer, reúnase con un amigo o vaya a la biblioteca y eche un vistazo a algunos libros, ¡cualquier cosa que le ayude a no quedarse sentado y ser tentado por la comida!

Darse un Gusto Ocasionalmente

A nadie le gusta sentirse limitado todo el tiempo. Sí, para inducir el proceso autofágico y para perder peso, habrá algunos sacrificios en el camino. Sin embargo, si nunca se le permite darse un gusto y divertirse, entonces se aburrirá, e incluso estará molesto con su régimen de ayuno. Está perfectamente bien darse un gusto en alguna ocasión. Está bien salir con algunos amigos y aumentar un poco la ventana de alimentación. Está bien comer de vez en cuando alimentos altos en calorías. Si bien debe tratar de mantenerlos al mínimo, no es el fin del mundo.

Evitar Sentirse Mal si Falla

Al igual que con cualquier tipo de dieta y plan de alimentación, hay ocasiones en que cometerá errores y se encontrará con problemas. Tal vez le estaba yendo muy bien en el ayuno y luego, de repente, tuvo algunos problemas, se rindió y comió el desayuno demasiado pronto. Esto puede ser desalentador, pero una vez más, no es el fin del mundo.

¿Y qué si no superó su etapa de ayuno completamente? Hizo un gran esfuerzo y si siguió correctamente el protocolo la noche anterior y continuó ayunando durante una buena cantidad de tiempo, aún obtendrá todos los beneficios que se incluyen con el proceso. Sólo asegúrese de planificar el resto de su día en consecuencia. Eludirse por esto solo empeorará la situación y aumentará las probabilidades de rendirse y nunca obtener los resultados esperados.

El ayuno es una de las mejores maneras de fomentar el proceso autofágico, y puede proporcionarle una gran cantidad de beneficios en el proceso. Sin embargo, a veces, es difícil hacer ajustes en la forma en que comemos para obtener estos beneficios. Seguir algunos de los consejos que se encuentran en este capítulo puede hacer que el proceso sea mucho más fácil de sobrellevar en general.

Conclusión

Gracias por llegar al final de *Autofagia: Descubra los Secretos para la Pérdida de Peso, el Rejuvenecimiento y la Curación con el Ayuno Intermitente y Prolongado*.

Esperamos que esta guía haya sido de su ayuda, y haberle proporcionado todas las herramientas necesarias para lograr sus objetivos.

El siguiente paso es tomarse un tiempo para determinar qué método para la inducción de la autofagia es el adecuado para usted.

Finalmente, si considera que la información de este libro le fue útil, ¡se agradecerían sus comentarios en Amazon!